U0002508

Job's Tear Grains 薏仁，這樣吃

美白除溼、消脂瘦身、抗癌保健

吳倨——編著
中醫師 王玫君——審訂

推薦文

薏仁是禾本科植物薏苡的種仁。秋季果實成熟後，曬乾，打下果實，除去外殼及黃褐色外皮，去淨雜質，收集種仁，曬乾而成。薏仁既是食品，也是藥品。

中國最早的本草專書《神農本草經》即有記載：「薏苡仁，味甘，微寒。主筋急拘攣，不可屈伸，風濕痺，下氣。」並將之列為上品，認為「久服輕身益氣」。東漢張仲景所著《金匱要略方論》中載有【麻黃杏仁薏苡甘草湯】主治「病者一身盡疼，發熱，日晡所劇者，名風濕。此病傷於汗出當風，或久傷取冷所致也。」其中就有用到薏仁。清代張秉成《成方便讀》之【四妙丸】功能清熱燥溼，補益肝腎。治「濕熱下注，兩足麻木，下肢痿弱，筋骨疼痛，足脛濕疹癢痛」。藥物組成共四味，也是重用薏仁。可知薏仁在很早以前即被醫家用來治療溼熱性的關節炎、關節痛。

清代《本草新編》是一本臨床實用的藥學書，其中對薏仁的論述是：「最善利水，不至損耗真陰之氣，凡濕盛在下身者，最宜用之，視病之輕重，准用藥之多寡，則陰陽不傷，而濕病易去。故凡遇水濕之症，用薏仁一、二兩為君，而佐之健脾去濕之味，未有不速於奏效者，倘薄其氣味之平和而輕用之，無益也。」作者陳士鐸提出，使用薏仁治溼病必須重用，並加入一些健脾去溼的藥味，才能收到良好的療效。

除了作為藥品，薏仁在日常生活中亦經常使用於主食或湯品、點心。薏仁也是大家公認具有美白、消水腫的美容食品。

經由現代科技分析出薏仁含有豐富的營養成分，其所含蛋白質以及脂肪含量是所有禾穀作物中最高的，並含有豐富的碳水化合物及膳食纖維。此外，薏仁還含有豐富的維生素B_1、B_6、鐵和鈣質，這是較其他禾穀類特殊之處。而經由實驗研究也證實了食用薏仁具有防癌、美白、減肥、消水腫、除溼、改善便祕、降血脂、降膽固醇等功效。

今天為大家推薦的這本書，除了介紹到薏仁的種類、營養、功效，也詳細解說了各種薏仁食療法。食療法並不講求快速的療效，而是必須持之以恆，透過體質的調整來達到改善身體狀態的效果。現代人生活忙碌，壓力又大，平時外食居多，長期累積下來，對身體多少都會造成傷害，透過適當的食療法，就可以將身體調整到一個較健康舒適的狀態。

最後，要提醒食用薏仁的注意事項，並不是所有的水腫、風溼關節痛都可以食用薏仁來消除。薏仁性偏寒，若是本身體質虛寒的人因氣虛造成的水腫，或是因寒溼造成的關節痛，都不適合食用薏仁。此外，便祕而大便乾燥者、孕婦及適值經期的女性，都不適合食用薏仁。文中有些實例以食用薏仁來降血壓、降血糖，亦不見得適合每個人。

有了正確的食療觀念，還需要實際的行動，現在就加入薏仁的養生行列吧！

中醫師　王玫君

目次

第一章 薏仁身世背景大揭密

第二章

各式各樣的薏仁食療

附錄

各式薏仁產品

第一章

薏仁身世背景大揭密

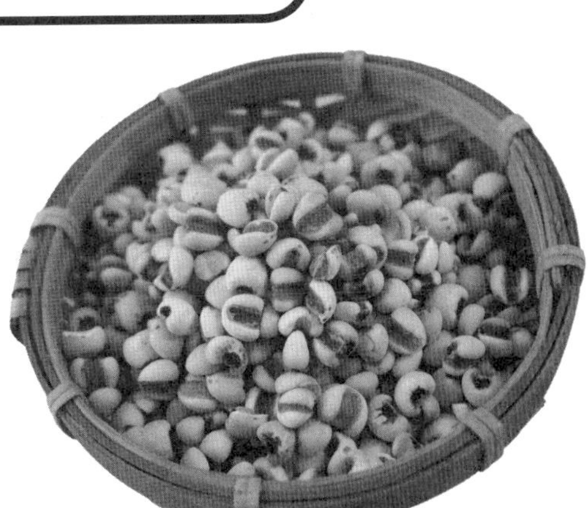

薏仁簡介

薏仁其實就是薏苡的種子，是薏苡的果實脫殼後的俗稱，正式名稱為薏苡仁，薏仁為其俗稱。

台灣主要在秋冬時會採集薏苡的果實，將之碾去果殼曬乾後，就稱為「薏苡仁」或是「苡仁」，在藥用植物學中則稱之為「薏苡」。脫了殼的薏仁是一味極具養生價值的食材。

薏仁另外還有川穀、鳩麥、回回來、菩提子、苡米、土玉米、藥玉米、薏米、薏珠子等別名，原產地是以印度為中心的熱帶亞洲，是一種有著極高營養價值的禾本科一年生草本植物，也是所有禾穀中蛋白質與脂肪含量最高的。

自古以來，就有將薏仁入藥的記載，例如：

《本草綱目》：「苡仁屬土，陽明藥也，故能健脾益胃。虛則補其母，故肺痿、肺癰用之。筋骨之病，以治陽明為本，故拘攣筋急風痺者用之。土能勝水除濕，故泄痢水腫用之。……健脾益胃，補肺清熱，去風勝濕。炊飯食，治冷氣。煎飲，利小便熱淋。」

《本草正》*[1]：「薏苡，味甘淡，氣微涼，性微降而滲，故能去濕利水，以其去濕，故能利關節，除腳氣，治痿弱拘攣濕痹，消水腫疼痛，利小便熱淋，亦殺蛔蟲。以其微降，故亦治咳嗽唾膿，利膈開胃。以其性涼，故能清熱，止煩渴、上氣。但其功力甚緩，用為佐使宜倍。」

《藥品化義》*[2]：「薏米，味甘氣和，清中濁品，能健脾陰，大益腸胃。主治脾虛瀉，致成水腫，風濕筋緩，致成手足無力，不能屈伸。蓋因濕勝則土敗，土勝則氣復，腫自消而力自生。取其入肺，滋養化源，用治上焦消渴，肺癰腸癰。又取其味厚沉下，培植部，用治腳氣腫痛，腸紅崩漏。若咳血久而食少者，假以氣和力緩，倍用無不

*註1：《本草正》，藥物學專著。明朝張介賓編纂。

*註2：《藥品化義》，本草學專書。明朝賈所學編纂。

效。」

《本草述》*3：「薏苡仁，除濕而不如二朮助燥，清熱而不如芩、蓮輩損陰，益氣而不如參、朮輩猶滋濕熱，誠為益中氣要藥。」

《本草新編》*4：「薏仁最善利水，不至損耗真陰之氣，凡濕盛在下身者，最宜用之，視病之輕重，准用藥之多寡，則陰陽不傷，而濕病易去。故凡遇水濕之症，用薏仁一、二兩為君，而佐之健脾去濕之味，未有不速於奏效者也，倘薄其氣味之平和而輕用之，無益也。」

從以上引述可見，在中國本草學中所記載的薏仁具有抗發炎、抗氧化、抗過敏、抗菌、降血脂、鎮痛、加強免疫力等的功效。而且經過實驗，目前已經證實的薏仁效用有消炎、抗過敏、止痛、抗痙攣、抗風溼、利尿、降血糖……等作用，甚至還有美白、保養皮膚的功效。再加上薏仁的價格便宜，所以薏仁又有抗衰老食物的「平民天后」美譽。

據傳，薏仁原產於中國和東南亞，是中國傳統的食物來源之一，可以做成粥、飯或各種麵食供人們食用，尤其很適宜於老弱病患等人食用。雖然薏仁自古以來就是重要食材之一，但一直要到西元七五四年，唐朝天寶年間，薏仁才正式被列為宮廷膳食之一。

要說薏仁是穀類中的第一名可是一點也不為過，單是在中國的醫藥學古籍中就多有記載薏仁所具有的豐富營養和藥用價值。此外，在《後漢書・馬援傳》中也有記載到，東漢光武帝時的大將軍馬援官拜伏波將軍，曾前往交趾（相當於今之越南）作戰。交趾位於南方，南方的山林溼熱蒸鬱，瘴氣橫行。當時他就經常食用交趾當地產的薏仁，不但讓他輕身省慾，還能抵禦瘴癘之氣，因而屢立戰功。

薏仁除了是具有養身保健效用的藥用食品，它的美容價值也很高。根據臨床的實驗證實，薏仁在抑菌、抗病毒上有一定的效用，可以用來治療扁平疣跟一般的贅疣，治癒率分別可達百分之七十點八以及百分之三十點六。而且用法非常簡單，只要每天拿一百

*註3：《本草述》，藥學著作，由明末清初的劉若金所編纂而成。共記載了約六百九十一種藥物。

*註4：《本草新編》，又名《本草秘錄》，為清代名醫陳士鐸所寫，共列舉了兩百七十七味藥物。

公克的薏仁來煮粥或煮成茶喝即可。持續服用薏仁一個多月後，疣就會逐漸乾燥脫屑，終至消退。長期服用薏仁不僅可以有效治癒疣，還可以讓皮膚光滑細緻、白淨有光澤。

另外，經生物實驗也證明，薏仁在對抗癌症方面亦有顯著的療效。一般癌症患者在進行放射線治療與化學治療時多會出現白血球下降、食欲不振、腹水、浮腫等現象，此時就可以用薏仁佐餐，以減緩這樣的不適。

由於薏仁的營養價值很高，有「世界禾本科植物之王」以及「生命健康之禾」的美稱，近來在日本又被列為防癌食品，所以身價倍增。

薏仁的味道又甘又淡，性微寒，在中國大陸，以湖北蘄春四流山村所產的薏仁最是出名，有健脾、利溼、清熱、排膿、美容養顏的功效。至於在台灣，一直到民國七十二年之前都尚未開始正式推廣栽培薏仁，市面上的薏仁多是進口的，尤其幾乎都是從泰國進口而來。根據海關的進口資料顯示，民國七十二年以前，台灣每年進口薏仁的數量約是六百公噸左右，至民國七十二年後，數量大增到年間七百五十五～一千七百一十一公噸。一般我們多會將薏仁使用在四神湯等漢藥方的補藥、夏日甜點、速食、補品以及各種健康食品上，由於國內對薏仁的需求漸增，所以從民國七十二年起，農委會、台灣區雜糧基金會以及省農林廳便撥出經費，支持台中區的農業改良場進行地方試作。培育成功後，直到目前為止，國內薏仁的價格雖然比進口的高，但依舊是供不應求。

現在，台灣市面上販賣的薏仁有分國內產與國外進口的。國內產的約是三成，剩下七成仍是從國外進口。

台灣薏仁的主要產地有霧峰、草屯、鹿草、義行等地。比較起來，國內產的薏仁品質比較好，顆粒完整，油脂含量的比例也比較高，沒有碎粒，蟲害較少，吃起來的口感比較Q軟有彈性。

至於進口的薏仁則大部分來自於東南亞，顆粒大小比國產的大，但形狀較不完整、有碎片，而且常有黴味。

薏仁雖名為穀類，可是脂肪與蛋白質的含量都很高，卻也很容易代謝，所以就算吃多了也不用擔心會發胖。同時，薏仁也含有豐富的維生素A、C、D、E與B群，一天只要吃上六十公克，就能有效降低膽固醇及高血壓，有預防高血壓、中風、以及心血管疾病的功用。

薏仁也被當作養生聖品來食用，除了能使皮膚光滑、減少皺紋、消除色素斑點，還能促進血液循環以及水分的新陳代謝，有利尿、消水腫的效用。長期服用能達至減肥與美白的效果。

薏仁比較難煮熟，在煮之前建議可以用溫水泡上二～三小時，讓薏仁充分吸收水分。薏仁吸收完水分後再與其他穀類一起煮就會比較容易熟。

薏仁的種類

依顏色的不同，薏仁可分為兩個種類——白薏仁與紅薏仁：

＋白薏仁

一般我們常用的薏仁為白薏仁，是除去了外殼與種皮的穀仁。在美白、去溼、排毒上有顯著的功效，但是比較難煮透，需要先用水浸泡多時後再煮。

紅薏仁

紅薏仁又稱為糙薏仁，就像糙米一樣，是未除去麩皮（也就是沒有去殼）的薏仁。其外皮是深咖啡色的，保留有較為完整的維生素B群與纖維質。

薏仁含有豐富的蛋白質、維生素B群、鈣、鉀、鐵等礦物質，具有調整免疫系統、抗過敏的功效。而紅薏仁的紅色種皮尤其是含薏仁酯最多的地方，薏仁酯有著能消水腫、利尿、幫助消化吸收的作用。

在中國傳統上認為，薏仁既可入藥也可入菜，是屬於藥食兩用的食品。服食薏仁可以滋養、清熱、健康益胃，也能消除黑斑、美白肌膚，所以既是補虛養氣的長生不老食品，也是美白食品。

其中，紅薏仁的營養成分比白薏仁多，功效比較好，可以降低血脂、幫助脂肪代謝。常吃紅薏仁可以預防心血管疾病，所以最受人推崇。沒有去除麩皮的紅薏仁除了完全保有薏仁的營養成分，還保留了大量的纖維質，因此在功效上才會高白薏仁一等。

紅薏仁也被證實具有促進新陳代謝的作用，可以預防青春痘、幫助軟化皮膚角質、使皮膚光滑、防止皮膚粗糙老化、減少皺紋，並能美白和淡化色斑，為女性養顏美容的保養聖品，經常食用不但能吃出健康也能吃出美麗。

就營養學的角度來說，紅薏仁與薏仁的不同之處就在於，薏仁好，紅薏仁更好。中國古代醫書中有提到，薏仁是「輕身益氣、不老延年、久服無毒害」的上等食材。所謂的「輕身」用現代的話來說就是「瘦身」，而其之所以能達到瘦身的機制，就在於能減少脂肪的吸收、降血脂，而減少脂肪、降血脂又與預防心血管疾病有關，因此可以看出，從很早起，我們的老祖先就已經知道食用薏仁可以有助降低罹患心血管疾病的風險。

其中，食用紅薏仁又比吃白薏仁或喝薏仁茶來得更有助於排出體內過多的膽固醇，降血脂的效能也遠高於白薏仁或其他薏仁製品。只是紅薏仁因未經去殼，外皮堅硬難入口，對中老年人來說，反倒不容易吸收消化。

除了紅薏仁與白薏仁，市面上還可以看到標示為小薏仁、洋薏仁或是珍珠薏仁等的產品。像是別名小薏米的小薏仁，其原產地為荷蘭，學名為裸麥，在台灣又被稱為洋薏仁，多被用來當作八寶粥的主要材料，可以和白米一起調理成香Q可口的薏米飯或粥。

然而，這些產品雖掛上薏仁的名字，其實都不是薏仁，而是精製的大麥仁。真正的「糙薏仁」應該是紅色或褐色的，這一點在選購上尤其要注意。

薏仁的營養

薏仁自古以來就被稱為藥用植物，這是因為它的果實含有薏仁酯。薏仁酯是薏仁天然的特有成分，完整保留了薏仁的營養價值，具有調節生理機能的功效，有助補充元氣。此外，薏仁酯還有消炎、利尿、排膿、鎮痛、消腫以及抗腫瘍的作用，在中藥的藥方中常會利用薏仁酯添加物來治療水腫、腳氣、神經痛以及贅疣。

薏仁的根部含有薏仁素，薏仁素對神經痛、風溼性關節炎以及肩頸痠痛有鎮痛、鎮靜的作用，也能做為驅蟲藥，這都是因為薏仁素能阻止、降低橫紋肌的收縮，減輕關節僵直以及肌肉痙攣，久食能收身輕氣爽的功效。

自西元一九五〇年起，有許多資料都證明瞭薏仁裡頭所含蛋白質中的胺基酸較其他穀類要多，而且是其他穀類所罕見的。

薏仁中所含的營養素有：蛋白質、脂肪、多種胺基酸（包括白胺酸、離胺酸、精胺酸、酪氨酸）、維生素B_1、維生素B_2、鈣、鎂、鉀、磷、鐵、鋅、錳、硒、水溶性纖維、生物鹼、薏仁油（屬不飽和脂肪酸）、蛋白質分解酵素（木瓜酵素）等。蛋白值約為百分之十六～十七，脂肪占百分之五～七，澱粉則占了百分之六十二～八十。其中，豐富的胺基酸以及維生素等可促進新陳代謝，對皮膚粗糙、魚鱗痣以及贅疣等都有療效。

薏仁及其他禾穀營養成份之比較

作物	水分（%）	蛋白質（%）	脂肪（%）	澱粉（%）	纖維（%）	灰分（%）	熱量（卡／一〇〇公克）
薏仁	一二・八	一四・二	二	五九・五	一・二	一・三	三八二
白米	一五・五	七・四	二・三	七二・五	一・三	一・三	三五一・九
小麥	一三・五	一二	二・一	六四・五	一・五	一・五	三三五・九
大麥	一四	一〇	一・九	六六・五	二・四	二・五	三三八・五
麥片	一五	七・三	一・三	七五・四	〇・四	〇・七	三五一・四

※資料來源：行政院農業委員會台中區農業改良場

一百公克薏仁中所含有的營養成分

糖分	六八・九公克
蛋白質	一四・三公克
脂肪	五公克
鉀	一九〇毫克
鈣	四七毫克
鐵	三・四毫克
菸鹼酸	〇・九毫克
維生素B_2	〇・〇六毫克
鋅	微量
膳食纖維（包括半纖維素、木質素以及水溶性纖維）	一六・九公克
水分	一〇・六公克
磷	二七八毫克
鎂	一四四毫克
鈉	四毫克
鋅	三・四毫克
維生素B_1	〇・四四毫克
熱量	三八二卡
錳	微量

※資料來源：行政院衛生署食品營養成分資料。

薏仁的營養成分如前頁表列所示，是所有禾穀作物中蛋白質以及脂肪含量最豐富的穀類。薏仁的蛋白質是由醇溶蛋白、穀蛋白、球蛋白以及卵蛋白等組成；組成脂肪的脂肪酸中，油酸就占了一半，亞麻仁酸則占四分之一，其次為棕櫚酸。薏仁的碳水化合物量在百分之六〇左右，纖維則有百分之〇．八，熱量亦高於白米及小麥。含量豐富的維生素B_1、B_6、鐵和鈣質也是較一般禾穀類特殊之處。

薏仁屬於沒有毒性的食物，而且易於消化吸收，新陳代謝又快，所以有人認為可以當飯吃，可是一天食用的量其實只要五十～一百公克就夠了。

薏仁的功效

薏仁性味甘淡微寒，有利溼、健脾、疏筋等功效，還能用來消癰膿，其原理主要是增加底層體液，也就是淋巴循環調節的活動。一般多將薏仁用作抗過敏、保養皮膚、消水腫的食療配方。

除了上述提到薏仁的功效，經科學研究證明，食用薏仁所具有的具體功效如下：

（一）防癌

薏仁的成分中含有硒元素，它能有效抑制癌細胞的增殖，是種有效的抗癌成分，可用來輔助治療胃癌、子宮頸癌等，所以薏仁也有防癌的作用。身體健康的人常吃薏仁能使身體輕捷、減少腫瘤的發病機率。

（二）美白、去斑

薏仁的營養成分中，除了有澱粉類還有許多的蛋白質、油脂、維生素B_1、B_2、鈣、磷、體等礦物質。其中，蛋白質能分解酵素，軟化皮膚的角質，使皮膚光滑、減少皺紋、治療褐斑、雀斑。此外，薏仁中也含有一定量的維生素E，那是一種美容元素，經常吃可以保持人體皮膚光滑細緻，消除粉刺、色斑，改善膚色、滋潤肌膚。不僅對年輕女性很有益處，也能幫助中高年齡的女性們青春永駐。

＋（三）減肥

不只是愛美的女性很介意肥胖，總是斤斤計較於那多出來的一公斤，就一般而言，肥胖也會造成許多疾病。薏仁豐富的水溶性纖維能幫助排便，減輕體重。而且薏仁在五穀類中所含的纖維質單位含量是最高的，既能增加飽足感，又因為有豐富的蛋白質、油脂、維生素、礦物質和糖類，能達致減少進食量的目的，加上其低脂、低熱量的特色，所以是減肥時最佳的主食。

不過，雖然研究證實薏仁低脂、低熱量，豐富的膳食纖維又可以幫助排便，但要留意千萬不能誤以為薏仁是怎麼都吃不胖的食物。因為不論是什麼樣的食物，即便熱量再少，只要吃多了，都一定會讓體重上升。而且薏仁畢竟屬於雜糧類，其中所含的澱粉雖屬優質，但仍是澱粉，若是吃了太多有加糖的薏仁，攝取過多糖分，仍會造成血糖、三酸甘油脂飆升。

＋（四）消水腫

薏仁能夠促進體內血液和水分的新陳代謝，能達到清熱利尿、消水腫、排除體內多餘水分的效用，也能增強腎功能，所以對浮腫病人很有療效。

＋（五）除溼

正所謂「千寒易除，一溼難去」。想要知道自己的身體是否有溼，可以從以下幾點來判斷：頭髮容易出油、面部油亮、睡覺時容易流口水、糞便黏稠且多量、小腹較大、耳內溼等。如果沒有除去積累在體內的溼邪，不論吃再多補品、藥品都沒有用。像是在日常生活中常見的脂肪肝、哮喘、高血壓、心腦血管等疾病、惡性腫瘤等病，其實都跟溼邪、痰溼有關。

一般提到除溼多會聯想到薏仁。關於薏仁的除溼功用，在本草的古籍中有以下這些記載：

《本草正》：「薏苡，味甘淡，氣微涼，性微降而滲，故能去濕利水。」

《本草新編》：「薏仁最善利水，不至損耗真陰之氣，凡濕盛在下身者，最宜用之，視病之輕重，準用藥之多寡，則陰陽不傷，而濕病易去。」

薏仁的性甘淡，性降而滲，利水。所以薏仁的「祛溼」主要是從下而祛，是藉由大、小便來排除溼氣。食用薏仁後會使大、小便增多，甚至可能會出現腹瀉的現象，但這些其實都是正常的排溼現像，通常排完便後都會感到神清氣爽。只是，須要留意的一點是，薏仁性寒，所以不能長期服用。

（六）幫助排便、改善便祕

現代人常因為忙碌而忽略補充水分，長時間下來，就容易罹患便祕。而薏仁能有效促進腸胃蠕動，所以能改善便祕。此時不見得一定要吃薏仁，喝薏仁水也很有用。只是要提醒大家的是，屬於脾約型便祕*的患者並不適合飲用薏仁水，因為薏仁有利溼的功效，吃多了只會讓脾約的便祕更嚴重。

（七）降低高血脂患者的血脂質濃度、降膽固醇

之所以會產生心臟病，最重要的原因是血脂異常。依據研究顯示，薏仁可以降低高

血脂患者的血漿膽固醇、血漿總脂質、三酸甘油脂，降低密度脂蛋白質膽固醇及血糖濃度，也可以增加血漿高密度脂蛋白膽固醇濃度。

高血脂除了會引發心臟病，也是會造成腦血管疾病與高血壓的主要危險因素，而不論是在動物實驗還是人體實驗中都可以發現，薏仁能有助降低血液中膽固醇、三酸甘油脂的濃度。

薏仁之所以能降血脂，其功效是來自於多方面的成分，包括有不飽和脂肪酸、膳食纖維和豐富的水溶性纖維等。在許多現代的醫藥研究中都已經證實，不飽和脂肪酸以及膳食纖維都與降低血脂有關，而薏仁正含有豐富的油脂、維生素以及膳食纖維，主要的脂肪酸是油酸（百分之五十）以及亞麻油酸（百分之二十八）。透過動物實驗可以發現，薏仁除了能降低實驗用老鼠的血漿總脂質濃度、極低密度及低密度脂蛋白膽固醇、總膽固醇的濃度，還能有效改善因高油脂飲食所導致的肝臟脂肪堆積。至於水溶性纖維則可以吸附膽汁中專門負責消化脂質的膽鹽，讓腸道不易吸收食物的油脂，進而就能降

*註：脾約型便祕，指因脾虛津耗、腸液枯燥所導致的排便不順。

低血液中脂肪的含量。在人體研究中，也出現了相同的結果。

要注意的是，雖然薏仁有降低血脂與血糖的功用，但它畢竟只是一種保健食品，不能當作治病的藥品來使用。所以若患有高血脂症狀的患者，還是要先找醫生治療，靠藥物來幫助降低膽固醇，不可以只指望靠薏仁來治病。

＋（八）改善脾胃

現代人常因工作繁忙、壓力大，導致吃飯時不是囫圇吞棗，就是用餐時間不固定，三餐不能定時定量，以致容易出現食慾不振、腸胃消化不良等症狀。中醫認為，薏仁有健脾、補肺、清熱、利溼等功效，其富含水溶性纖維容易被腸胃消化，所以能夠減輕腸胃的負擔、增進食慾。經常實用薏仁對慢性腸炎、消化不良等症狀都很有療效，很適合脾胃虛弱的人食用。同時，薏仁中所含的多種維生素和礦物質，也有減少腸胃負擔和促進新陳代謝的作用，所以也很適合給病中或病後身體虛弱的患者食用。

食用薏仁時的注意事項

薏仁有「漢方中的平民天后」這個美譽，能夠潤澤肌膚、美白去溼、行氣活血。雖說薏仁在祛溼上非常有成效，但它的效力比較緩慢，需要多吃、常吃。然而，並不是所有人都適合吃薏仁。

薏仁在中醫理論中屬於寒涼性藥物，會使身體虛冷，不適合體質偏寒涼的女性長期食用。還有像是小便量少、會發冷抽筋、脾胃虛寒的人也不宜吃薏仁。另外，薏仁所含的醣類黏性較高，吃太多也會妨礙消化。所以像是少汗、頻尿、消化功能比較弱的人都不適宜食用。

除了脾約便祕的人要避免吃薏仁，懷孕的婦女以及正值生理期的女性更要避免食用。在《神農本草經疏》*中有寫到：「凡病大便燥，小水短少，因寒轉筋，脾虛無濕

*註：《神農本草經疏》，明代繆希雍撰，為一臨床藥用專著。

者忌之。妊娠禁用。」古中醫認為，薏仁化溼滑利的效果顯著，有滑胎的作用，因此孕婦不宜食用。這是因為薏仁有利尿的效果，可能會引起體內鈉鉀離子的不平衡，排出較多水分，導致羊水量減少，若過於嚴重，就有可能會流產。在醫學實驗中也證實，孕婦若吃多了薏仁，的確是比較容易導致流產的。

此外，由於薏仁性偏寒涼，女性若在生理期間食用了過多寒涼性的食材，很容易會造成排經不順，此時，子宮為了排出經血，就會產生更強烈的收縮作用，這麼一來就有可能使得經痛加劇。所以女性若是在生理期來臨前或來臨時，都建議不要攝取或是控制攝取像是薏仁這樣的寒涼食品。

薏仁的挑選與保存法

從營養學上來看，薏仁裡含有碳水化合物、脂肪、蛋白質、纖維素、多種礦物質、多種維生素、薏仁多醣、薏仁酯等營養成分。

目前在市面上常看到的，多是去除了外殼與種皮的「白薏仁」。若想要獲得薏仁更多的營養成分，建議可以選擇只除去了外殼、留有種皮的「紅薏仁」（糙薏仁）。因為薏仁中含有最多薏仁酯的地方就在紅色的種皮上。

根據最近幾年的研究結果顯示，薏仁酯能有效抑制癌細胞。而台灣本地產的糙薏仁，不但含有較完整的維生素B群以及纖維質，也有薏仁酯的防癌作用，這些都是進口的精白薏仁所比不上的。

有些產品包裝上會標示有洋薏仁、小薏仁、珍珠薏仁，但這些產品雖有薏仁之名卻都不是薏仁，而是大麥仁的別稱。大麥仁的外觀和薏仁很像，可是營養價值卻比薏仁低得多，因此在購買時一定要特別留意。

若要從外觀上來分辨大麥仁和白薏仁，白薏仁中間有凹溝，而且比較大顆，大麥仁則比較小顆；口感上，白薏仁吃起來比較有嚼勁，大麥仁吃起來則軟滑像麥片。

此外，要買到高營養的紅薏仁並不困難，一般我們可在超市、雜糧行等處即可買到。在選購紅薏仁時主要以乾燥、色澤光亮、沒有蟲蛀（出現粉化）、顆粒飽滿完整、有香味的為主，而且也要注意食用的有效日期。

紅薏仁長出發黴毒素時，不僅外表看起來很正常，而且也吃不出異狀，但吃下這些毒素會對身體有害，所以最好能挑選真空且包裝完整、分量少一些的製品。開封後也要盡快吃完，避免放置在潮溼高溫的環境下，同時若能使用密封保鮮盒放到冰箱儲存或是分裝冷凍，就可以延長保存期限。

在清潔上，薏仁屬於五穀類，所以清洗時要像洗米一樣，注意有沒有雜物，像是小石礫、小蟲子等。但若是顏色過白，或呈色不對時，就要多洗幾次再泡在水裡一晚，才比較容易煮透。

同時，薏仁不僅容易受蟲蛀，也是老鼠、螞蟻、蟑螂的最愛，一般建議一次不要買太多，買回來後則可以放在保鮮盒或真空盒中保存比較安全，否則外包裝很容易會受到破壞而汙染到裡頭的薏仁。

第二章

各式各樣的薏仁食療

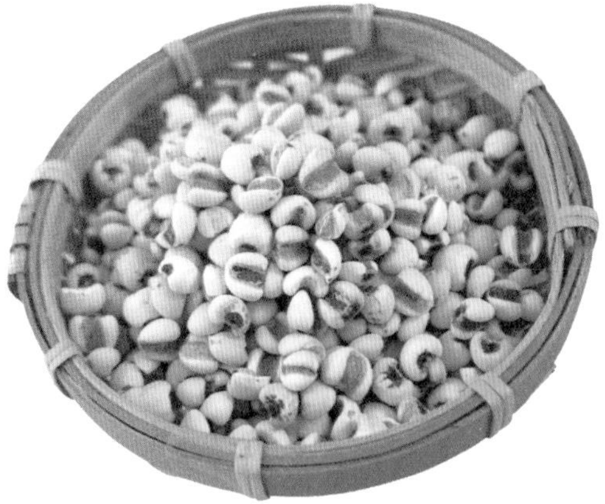

薏仁茶

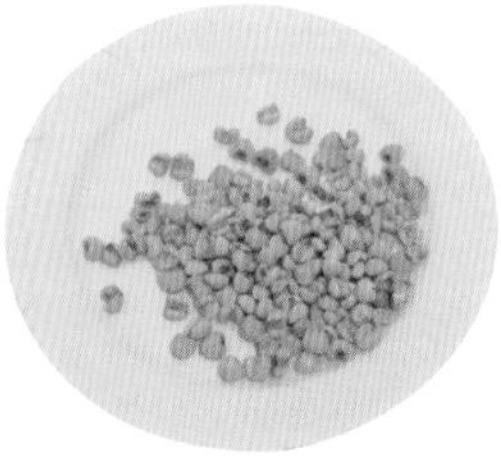

薏仁

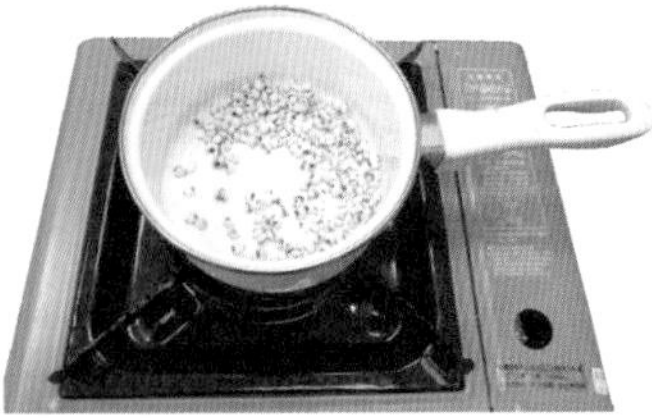

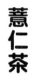

炒薏仁

材料

薏仁　　二十五公克

做法

1 將薏仁洗淨。
2 將洗淨的薏仁瀝乾水分後放入鍋中以小火慢炒，炒到顏色變焦、變黃即可。
3 用熱水沖泡炒好的薏仁即可。

※或者可去中藥行買已磨成粉的薏仁粉，直接用水沖泡即可。

功效

1 解熱、降暑、止渴。
2 抑制癌細胞的成長。
3 美白保溼、潤澤肌膚。
4 對水腫性肥胖甚有療效。
5 行氣活血，防止脫髮，使頭髮光滑柔軟。
6 消炎排膿、清熱解毒。

薏仁是種普遍、常吃的穀類，也是種常用的中藥，更是一種美容食品。它的特性是味甘淡、微寒，有利於消除水腫、去溼健脾、清熱排膿等，經常被當作利水滲溼的藥來使用。常吃薏仁可以讓我們的肌膚光滑潤澤，美白保溼，也可以消除粉刺、青春痘、雀斑、老年斑等斑點，並有效治療皮膚粗糙、皸裂、脫屑的問題。就身體保健層面來說，則能讓身體輕捷，減少罹患癌症的機率。

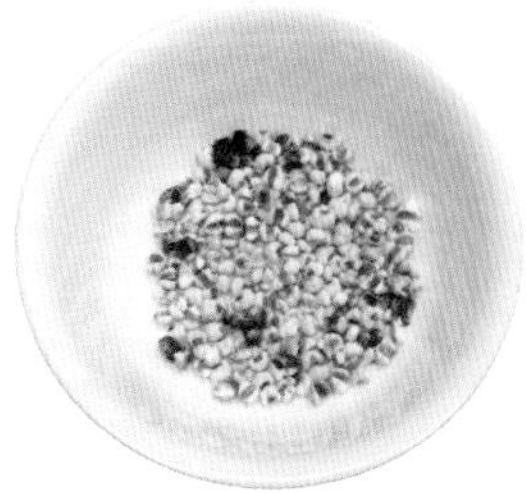

炒好的薏仁

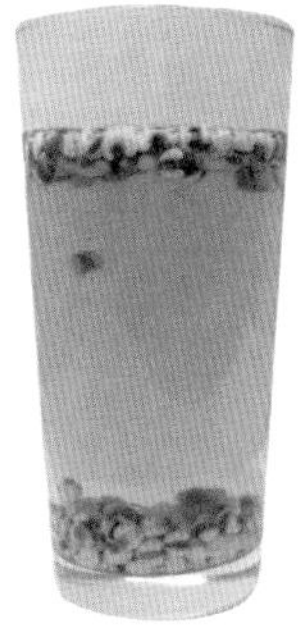

薏仁茶

備註

①薏仁性微寒，易使身體虛冷，所以虛寒體質的人不適宜長期服用。懷孕婦女以及正值生理期的女性也要避免食用。

②薏仁含有的醣類黏性比較高，吃太多恐會有礙消化。

薏仁山藥排骨粥

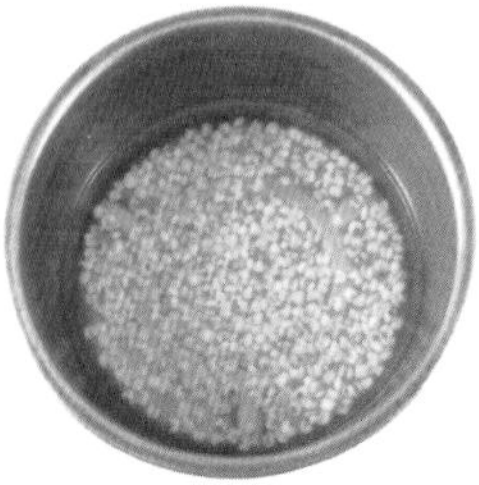

將薏仁泡水

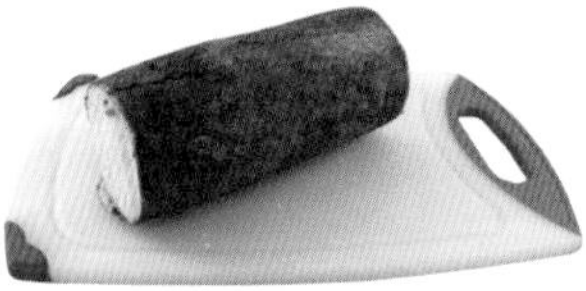

山藥

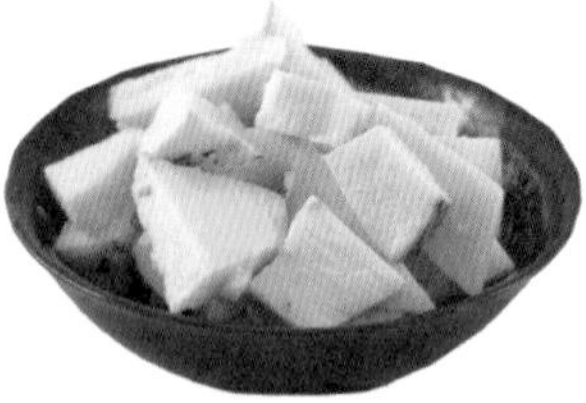

山藥切塊

材料

薏仁　五十公克
山藥　五十公克
排骨　適量

做法

1 將薏仁洗淨後用水泡四小時。
2 將山藥洗淨後去皮切成小塊狀。
3 將排骨用水煮過。
4 將泡好的薏仁加水放入電鍋中煮。
5 薏仁煮熟後放入山藥與排骨再煮一次後即可食用。

功效

1 健脾和胃。
2 豐胸瘦腿、消除水腫。
3 強化腎臟與肺臟，增強免疫力，治療肝硬化、腹水。
4 美化肌膚，去除粉刺。
5 消炎排膿，抑制癌細胞的成長。

山藥原名薯蕷，是一種蔓生性的根莖類植物，又有山芋、諸薯、延草、薯藥、大薯、山蕷等別名，富含蛋白質胺基酸以及黏質多糖，肉質美味，營養豐富，可以促進人體正常生長，也有修復等保健功能，既可以當作主要糧食吃，也可以入菜或是做成甜點類小吃，同時因為其營養豐富，所以從古至今都被當作是物美價廉的天然補品。其所含九種以上的水解胺基酸對素食者來說也是攝取植物性蛋白質的最佳選擇。

一般我們稱人工培育栽種的為家山藥，野生的則為野山藥。在中藥裡頭，山藥又有不同的名字，或被稱為淮山、淮山藥或是懷山藥等。在中醫學的古籍中對於山藥的效用有如下的記載：

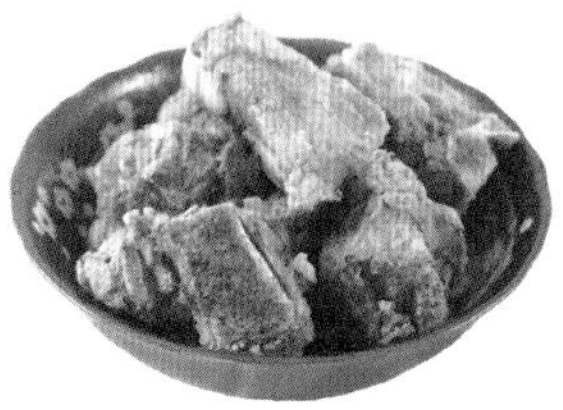

燙排骨

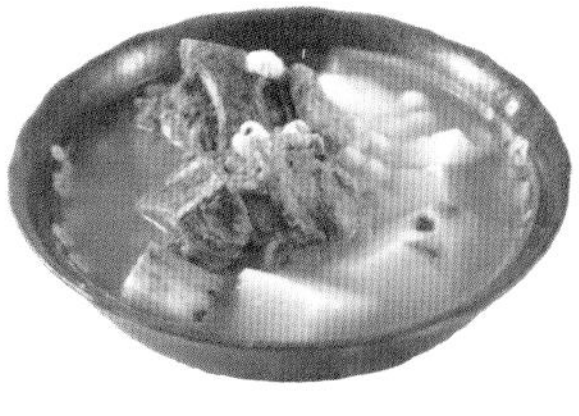

薏仁山藥排骨粥

《本草綱目》：「益腎氣，健脾胃，止泄痢，化痰涎，潤皮毛。」

《本草正》：「山藥能健脾補虛，滋精固腎，治諸虛百損，療五勞七傷。第其氣輕性緩，非堪專任，故補脾肺必主參、朮；補腎水必君茱、地；澀帶濁須破故同研；固遺泄仗菟絲相濟。」

山藥性平微溫、味甘無毒，入脾、肺、腎三經。山藥的成分中含有皂苷、粘液質、澱粉酶、膽鹼、尿囊素、澱粉、蛋白質、胺基酸、糖蛋白、胺基酸、多酚氧化酶、黏質多糖、甘露聚糖、植酸、維生素B群、維生素C、維生素K、鈣、磷、鐵、葡萄糖、胡蘿蔔素、粗蛋白胺基酸、植物荷爾蒙……等二十多種營養素。

山藥在藥理上的作用有益氣補脾、滋補助消化、補虛勞益氣力，以及緩瀉祛痰等功用。常吃山藥也能使皮膚光滑、白嫩細緻，加上它的性質和緩平穩，具有補而不滯、溫而不燥的特點，不論是老年人還是小孩都很適宜食用，所以是用來滋補及食療的最佳選擇，很常用在藥膳和食療上，尤其用在孩童慢性腹瀉上最為有效。

山藥在臨床應用上的效能可具體歸納如下：

一、健脾益胃，幫助消化：山藥中含有澱粉酶、多酚氧化酶等物質，能改善脾胃的消化、吸收功能，可以入藥或入菜的方式來平補脾胃，在臨床上多用來治療脾胃虛弱、食少體倦、腹瀉等症狀。

二、滋腎益精：山藥中所含多種營養素，有強健身體，滋腎益精的作用。若是有腎虧遺精、小便次數頻繁，或是女性有白帶的症狀都能服用。

三、益肺止咳：山藥中所含的皂苷、粘液質有潤滑、滋潤的作用，能益肺氣，所以多用來治療久咳不止。其中含有的胺基酸，對呼吸系統很有幫助，一個禮拜吃二～三次可以改善感冒。

四、降血糖：山藥中所含的黏液蛋白有降低血糖的作用，有助於治療糖尿病。同時，因其中含有水溶性纖維——甘露糖，吃後會有飽足感，可以用做代餐以減少熱量的攝取，既適合糖尿病患者也適合想減肥的人食用。此外，山藥也含副腎皮質荷爾蒙可以促進胰島素正常分泌，所以對糖尿病人來說是絕佳的食療食品。

五、預防心血管疾病：根據現代科學分析，山藥含有大量的黏液蛋白，這是山藥的最大特點。黏液蛋白是一種多糖蛋白質的混合物，能防止血脂沉澱在血管壁中，保持血管彈性，有預防心血管疾病以及防止動脈粥樣硬化過早發生的功效。

六、增強免疫力：山藥中的皂苷成分有增強免疫力的功能，可以促進誘生干擾素*與增生T淋巴球細胞數，效用和靈芝、黃耆、菇類、人蔘等食物相似。

七、預防高血壓：山藥中含有鉀與皂苷，能排出體內多餘的鈉，所以能有效預防高血壓。

八、防癌、抑制癌細胞生長：山藥中所含的多種胺基酸以及植物性荷爾蒙能夠促使身體組織的功能維持正常運作，使細胞不容易癌化、致癌。這是因為山藥中有九種人體不能自製的胺基酸，在被人體吸收後能更新細胞、代謝掉壞的細胞，降低細胞的變異率。黏質多糖體屬於多糖體的一種，可以增加自然殺手細胞以及T細胞，活化巨噬細胞，產生干擾素，提高人體免疫力，讓淋巴球產生抗體，就能抑制癌細胞的成長。屬於多酚的皂苷經動物實驗證明，可以阻止因化學物質所引起的肺腫瘤以及因亞硝酸鹽所引起的癌化現象，具有防癌功能。

一百克的山藥中含碘一百四十毫克，人體每天所需的碘含量則是一百五十毫克，因此適量食用山藥可以預防甲狀腺癌、乳癌與卵巢癌。

豬的排骨中有優質的蛋白質、脂肪，以及豐富的鈣質，可以提供人體生理活動中所必需的營養並維護骨骼的健康。

豬排骨在飲食上沒什麼限制，一般人都可以吃，尤其適合氣血不足的人食用，吃了能益精補血。但若是肥胖、血脂較高或有溼熱痰滯的人較不宜多吃。

*註：干擾素，動物細胞在受到某些病毒感染後會立即製造出干擾素來抵抗病毒。

一百公克山藥中含有的營養成分

熱量	七三卡	水分	八二·一公克
碳水化合物	一二·八～二〇公克	粗脂肪	二·二公克
粗蛋白	一·九公克	膳食纖維	一·〇公克
粗纖維	〇·三公克	鉀	三七〇毫克
碘	一四〇毫克	磷	三二毫克
鎂	一三毫克	維生素C	一二毫克
鈉	九毫克	鈣	五毫克
菸鹼酸	〇·一毫克	維生素B_1	〇·〇三～〇·一一毫克
維生素B_2	〇·〇二毫克		

※資料來源：行政院衛生署台灣地區食品成分資料庫

備註

①山藥切塊後要立刻泡在鹽水中，以防止氧化發黑。若不是馬上就要使用，則可放入冷凍庫中冷凍，等要用時，不須解凍，只要水燒開後直接下鍋即可。

②新鮮的山藥在切開時會有黏液，很容易會因為刀子滑了而割傷手。為了減少黏液，建議可以先用清水加少許的醋來清洗。

③山藥皮很容易會引發皮膚過敏，在處理時最好能用削皮的方式，而且削完山藥皮的手要多洗幾遍，否則很容易會因手部的觸碰而導致發癢。

④糖尿病患者不可一次吃過多的山藥；有消化性潰瘍以及肝硬化的患者在食用山藥時最好能選用蒸、燉等烹調方式，避免用爆炒和醋溜；腸胃不好的人在吃山藥時不要同時吃鹼性藥物，以免使得山藥中的澱粉酶失效。

⑤烹調排骨前不要用熱水清洗，因為豬肉中有種肌溶蛋白的物質在超過攝氏十五度的水中會被溶解，若用熱水去浸泡就會流失很多營養，吃起來的口感也欠佳。

⑥煮排骨時一定要煮熟，因為豬肉中有時會有寄生蟲，若生吃或沒有煮熟，可能會有寄生蟲侵入體內。

黑豆薏仁茶

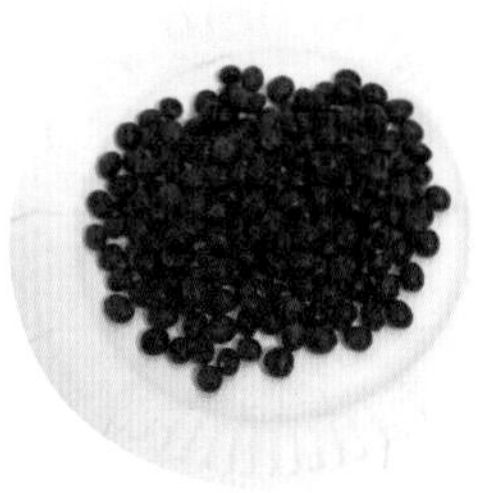

黑豆

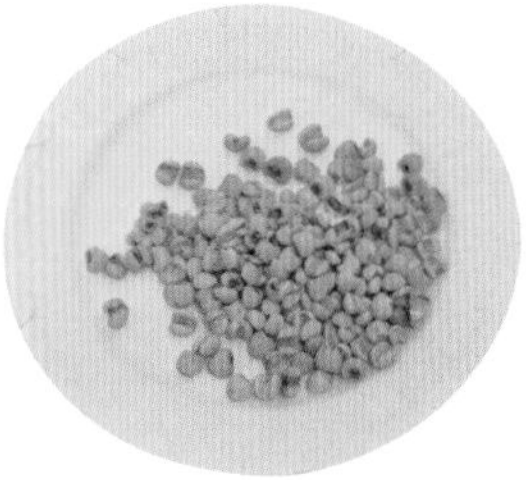

薏仁

材料

黑豆　　二十克
薏仁　　二十克

作法

1 將黑豆、薏仁洗乾淨後瀝乾水分。
2 將黑豆、薏仁放入鍋中，並加入約三百毫升的水，用大火煮沸後轉小火慢煮二十分鐘。
3 煮熟後過濾掉黑豆、薏仁即可飲用。

功效

1 補血益氣，改善臉色。
2 利尿排便。

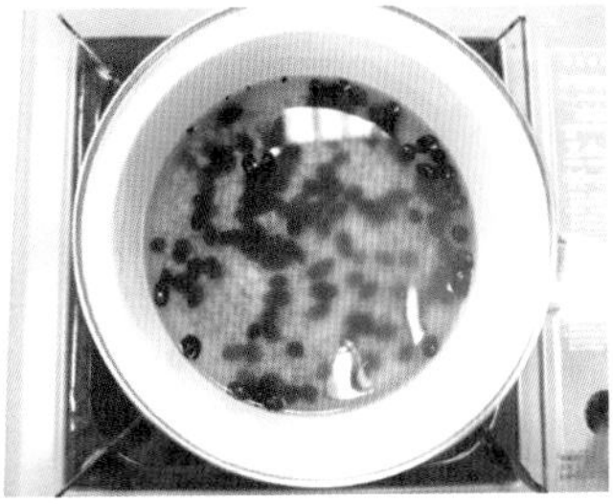

黑豆、薏仁加水放入鍋中煮

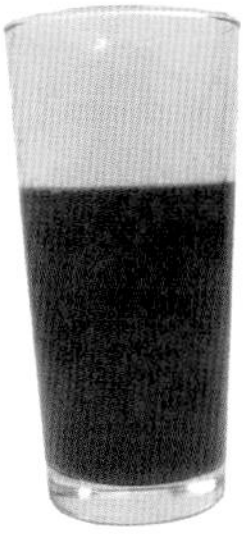

黑豆薏仁水

黑豆又名黑大豆、烏豆，是豆科植物大豆的黑色種子，其外皮為黑色的，正因為它黑色的外皮，所以才被稱為黑豆。

黑豆的營養豐富，富含蛋白質、脂肪、維生素、微量元素等多種營養成分，還有多種生物活性物質，像是黑豆素、黑豆多糖和異黃酮等。

黑豆不只可以當成一般食材來用，傳統醫學上也認為味甘的黑豆，屬於平性滋補的強壯藥，能補腎、養生，藥食兩相宜。

在李時珍的《本草綱目》中就有提到：「常食黑豆，可百病不生。」該書中不僅記載有許多服食黑豆養生、長壽的例子，也提到服食黑豆可以讓人增長氣力、筋骨強壯、顏色豐潤。

根據近代研究則發現，從黑豆皮中提取出來的物質能有助吸收鐵元素，所以食用帶皮的黑豆能夠改善貧血症狀。

黑豆中的皂素能排出導致高血壓的鈉，保持血管內清潔，促進血液流通。而且皂素也能夠抑制脂肪的氧化，如此一來就能強化血管、增強血管的彈性。同時皂素還能抑制血液凝固，讓血栓難以形成，所以能保持血液品質的正常，安定血壓。而黑豆中的鈣、鎂等礦物質則能緩解內臟平滑肌的緊張（但不包括心臟的），達到擴張血管、促進血液流通的功用，從而能改善高血壓，因此對高血壓患者來說，黑豆是個很好的保養品。

膽固醇是很多疾病的根源，黑豆基本上不含膽固醇，只有植物固醇，而植物固醇不僅不會被人體吸收利用，還會與其他食物中的膽固醇相互競爭吸收，能有效抑制人體吸收膽固醇、降低血液中膽固醇的含量。

傳統中醫有所謂五色入五臟的說法，亦即白、黑、綠、紅、黃這五種顏色的食物能對人體的心、肝、脾、肺、腎五臟起到保養的作用。其中，黑色屬水，腎也屬水，因此食用黑色食物就能加強腎臟的功能。而黑豆不只色黑，形狀也很像腎臟，因此古時的中醫多認為食用黑豆有補腎的作用。

黑豆除了能補腎，也有健脾益氣的作用，同時還可以袪水。若有水腫困擾的人，長期吃黑豆能獲得極佳的利水作用。

古代很多重要典籍中都寫到了黑豆可以駐顏、明目、烏髮，使膚質變白皙細嫩的例子。黑豆之所以能美容、抗衰老，主要是因其內含豐富的抗氧化劑維生素E、花青素、異黃酮、寡糖，以及食物纖維的果膠，這些成分對美容、保持肌膚年輕都很有幫助，而且又能活化腎臟的功能，促進排泄出體內多餘水分及老舊廢物。

尤其黑豆中的維生素E含量比肉類還高出五～七倍，而維生素E能清除人體內的自由基，減少皺紋、抑制黑斑、小細紋的形成。異黃酮則經證實能防止骨質疏鬆、防癌、抗氧化等作用。此外，黑豆中含量頗多的泛酸（維生素B_5）也有促進烏髮的功能。

常吃黑豆還可以有效降低因黑色素沉澱所引起的黃褐斑和老年斑，在養顏美容上的功效非常卓越。再加上黑豆中的纖維含量很高，能有效去除青春痘；鉀則能促進肌膚新陳代謝，消除面皰、改善粗糙肌膚，所以是極佳的美容食品。

根據最新研究發現，黑豆皮的提取物能提高人體對鐵元素的吸收，常吃帶皮的黑豆能有效改善貧血，而這主要是透過人體內的鐵調素來進行。若鐵調素過於活躍，就會使血液中的含鐵量下降過度，進而限制紅血球細胞的合成，這就是造成貧血的原因之一。可是經實驗證明，黑豆皮提取物能有效抑制鐵調素，讓它不致太過活躍，而且也能改善造血功能。

黑豆所含的異黃酮則能夠補充女性荷爾蒙的不足。女性荷爾蒙的作用除了在於保持自律神經的作用，也能加強鈣質的吸收，增加骨骼的強度。

黑豆中所含有的蛋黃素能強健大腦，而不飽和脂肪酸則能在人體內轉換成形成腦神經的主要成分——卵磷脂，因此能防止大腦老化、遲鈍。

黑豆中含有豐富的粗纖維及寡酸，這兩者不但能幫助腸道蠕動，且能有效、順利地排除體內毒素。此外，粗纖維具有良好的通便作用，而寡糖則有利於雙叉桿菌的增殖，從而改善腸內環境，達到整腸的功用，所以每天適量攝取黑豆，能有效幫助排便，預防便祕。

備註

①黑豆含有多量的磷離子及鉀離子，不適合患有腎臟病的患者經常食用。
②薏仁在中醫的理論中屬於寒涼性，所以女性要避免在生理期間食用。
③黑豆、薏仁都有利尿的效果，會促進排出體內水分，若是孕婦食用，有可能會減少羊水含量，所以也要避免食用。

綠豆薏仁湯

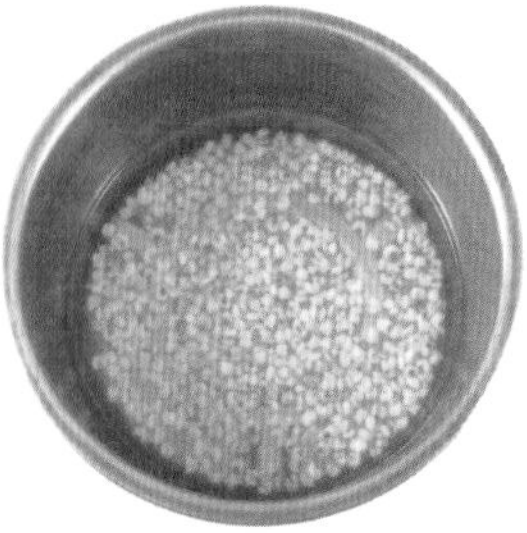

將薏仁泡水

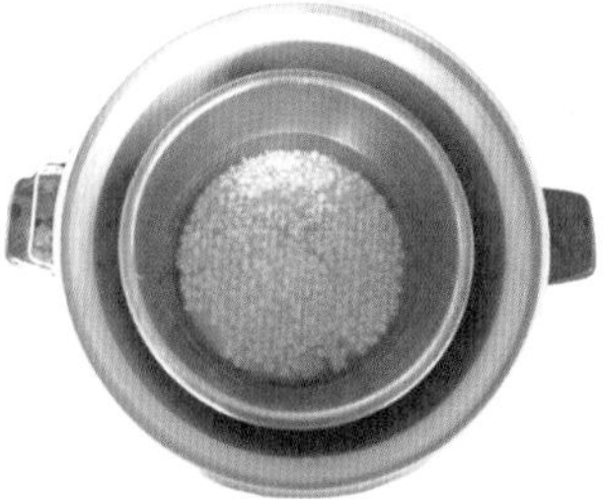

將薏仁放入電鍋中煮

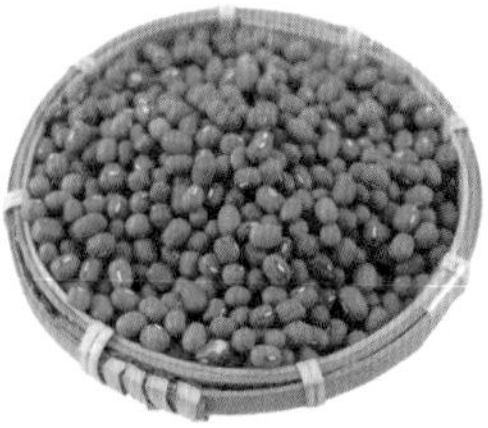

綠豆

材料

薏仁　五十公克
綠豆　五十公克
冰糖　適量

作法

1 將薏仁洗淨後泡在水中兩小時以上。
2 將薏仁加水放入電鍋中煮。
3 洗淨綠豆並加入到煮好的薏仁中一起煮。
4 煮好薏仁跟綠豆後再加入冰糖繼續煮約五分鐘即可。

功效

1 利溼化痰，改善水腫。
2 美白減肥，清熱解毒。
3 健脾益胃，補肺防癌。

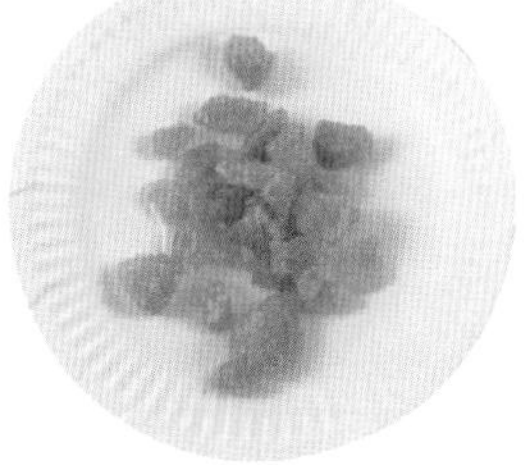
紅冰糖

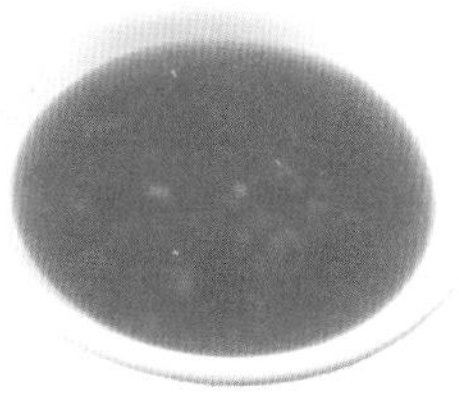
綠豆薏仁湯

綠豆是一種主食類的食物，因顏色青綠而得名。富含植物性蛋白質、鈣、磷、鐵、維生素A、維生素B_1、維生素B_2、維生素E、菸酸、膳食纖維、胡蘿蔔等營養素。就營養價值的層面來說，綠豆所含的蛋白質含量、鈣含量、鐵含量、維生素B_2以及磷等的含量都比雞肉多出許多。

綠豆既是一種食品，也可當作中藥服用。在中醫學裡頭認為，綠豆性涼、味甘，無毒，有清熱解毒、利尿消腫、消暑止渴、明目降壓兼健胃的效用。對中暑、咽喉炎等都有不錯的療效，因此常被用來當作消暑的食品。

根據明代醫學家李時珍所著《本草綱目》的記載：「綠豆消腫下氣，治寒熱，止泄痢，利小便，除脹滿，厚實腸胃，補益元氣，調和五臟，安精神，去浮風，潤皮膚，解金石、砒霜、草本等一切毒。」

綠豆含有豐富的營養元素，有增進食慾、降血脂、降低膽固醇、抗過敏、解毒、保護肝臟等作用。其中所含的無機鹽和礦物質可以補充人體因大量出汗而導致缺乏的物質。經現代科學研究發現，綠豆中所含的植物甾醇則能替代膽固醇，使其不被人體所吸收，因此能達到降低膽固醇的功效。此外，綠豆也富含膳食纖維，膳食纖維除了能降低膽固醇、血脂肪，也能促進腸胃蠕動，有助排便。而維生素A、B群、E則能對抗老化，養顏美容。

綠豆雖有食療的作用，但也要配合其屬性以及服用者的體質狀況來攝取，若是不適合的人在不適合的時機吃了綠豆，也可能會帶來不好的效果。例如綠豆性寒利尿，所以體質偏虛冷或是會頻尿的人都不太適宜吃過多的綠豆。而且綠豆有解毒的功效，若有在服用溫補中藥的人也不適宜食用，因為那可能會降低藥效。

備註

①煮綠豆時，加熱的時間不宜過長，否則容易破壞掉綠豆中所含的有機酸和維生素，減低它清熱解毒的功效。

②綠豆湯有除溼利水的功效，最適宜在夏天飲用，秋冬兩季較為乾燥，則不太適宜。

③體質虛寒的人不能天天喝綠豆湯。一般人若是喝得過量，也會導致腹瀉或是消化系統的免疫力下降。所以容易腹瀉或是身體虛弱的人都不適合食用。

紅豆薏仁湯

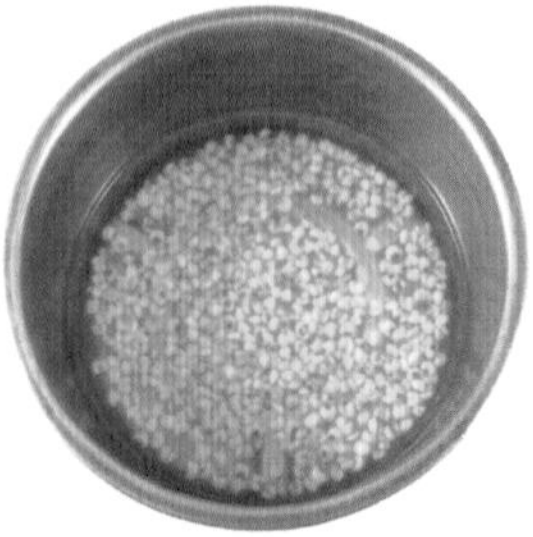

將薏仁泡水

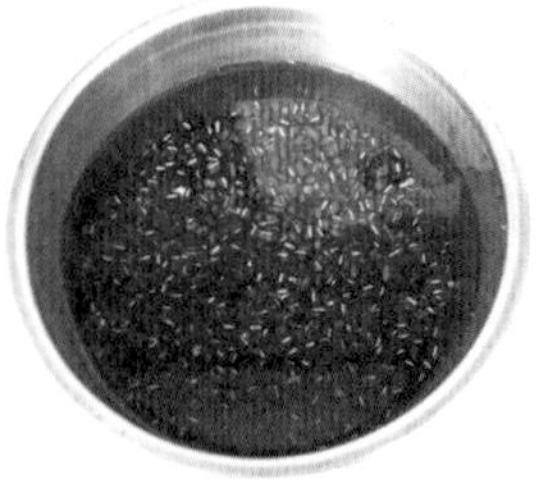

將紅豆泡水

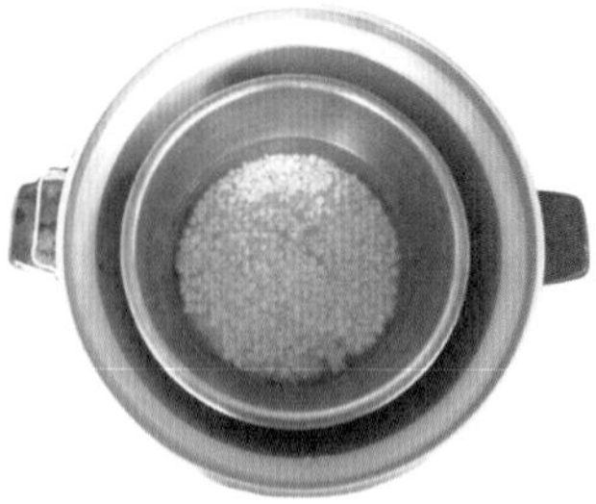

將薏仁放入電鍋中煮

材料

紅豆　五十公克
薏仁　五十公克
黑糖　適量

作法

1 將紅豆、薏仁洗淨後泡軟（要分開泡）。
2 將薏仁加水後放入電鍋中煮。
3 等薏仁煮好後再加入紅豆一起煮。
4 煮好後可隨個人口味適量加入黑糖。

功效

1 促進體內血液和水分的新陳代謝，消脂瘦身去水腫。
2 幫助補充脾氣，滋潤肌膚，使之光滑減少皺紋並消除色素斑點。
3 清熱利尿。
4 補氣血，抗炎止痛，舒緩退化性關節炎症狀。
5 滋潤頭髮，使頭髮光滑柔順並防止掉髮。
6 降三高，解毒抗癌。
7 潤腸通便。

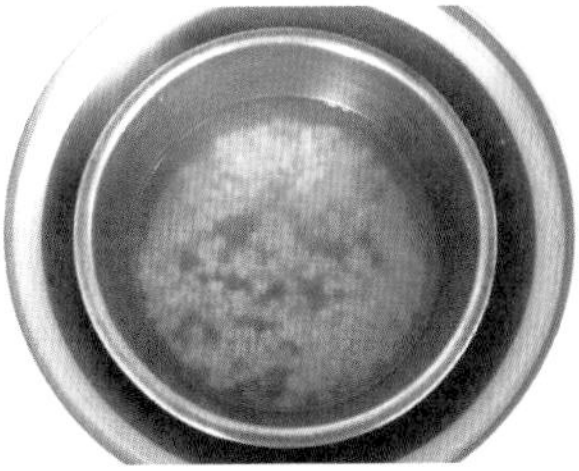

薏仁煮好後再加入紅豆去煮

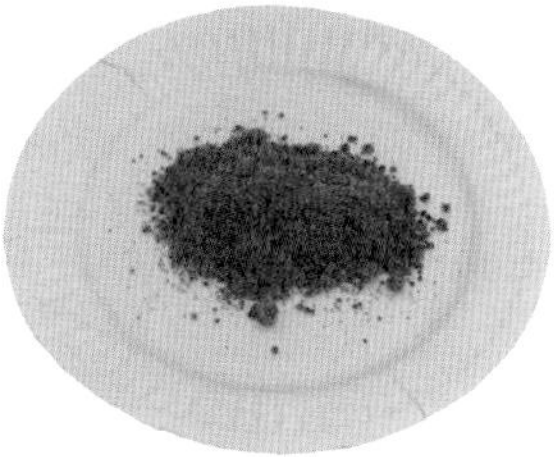

黑糖

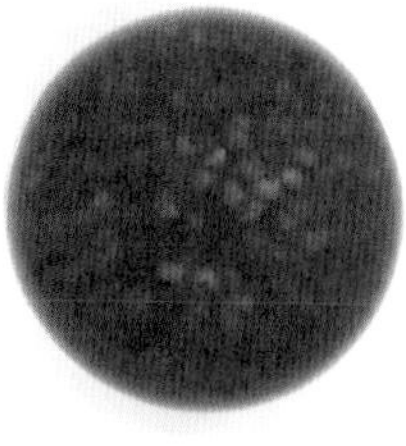

紅豆薏仁湯

紅豆又名小豆或赤小豆，在《神農本草經》以及《本草綱目》中都稱其為赤小豆，是一種兼可入菜、入藥的兩用食材。

《本草綱目》中記載：「赤小豆，小而色赤，心之穀也。其性下行，通乎小腸，能入陰分，治有形之病。故行津液，利小便，消脹除腫止吐，而治下痢腸，解酒病，除寒熱癰腫，排膿散血，而通乳汁，下胞衣產難，皆病之有形者。」

紅豆性甘、平，無毒，在傳統中醫裡頭，主要是用來健脾利水、解毒消腫用，很適宜溼性體質的人服用。像是在《神農本草經》中就說它的作用是：「通小腸、利小便、消腫排膿、消熱解毒、治瀉痢腳氣、止渴解酒、通乳下胎。」

紅豆屬於高蛋白質、低脂肪的高營養穀類食品，而且富含醣類、膳食纖維、維生素B群、維生素E、鉀、鈣、鐵、磷、鋅等營養素。其豐富的鐵質可以補血、促進血液循環，讓人氣色紅潤、強化體力、增強抵抗力，是非常適合女性食用的食物。不論是經期不適症還是產婦缺乳的情形，紅豆都能發揮調經通乳的功效。

在中醫學裡，紅豆對於腎臟、心臟、腳氣病等所形成的水腫之所以能起到改善的效果，主要是因為紅豆中所含的皂角化合物，這個物質除了能夠利尿、預防便祕，還有解毒、催吐的效用。

此外，根據現代營養學的分析，紅豆所含豐富的維生素B_1能夠防止疲勞累積、預防腳氣病，更是醣類在體內分解燃燒時所需要的輔助營養素，能讓醣分容易分解燃燒，所以若以紅豆取代米飯或點心，適量食用就有預防肥胖的效果。

而且紅豆中的膳食纖維會在大腸中吸收水分後膨脹，如此一來就能刺激腸道蠕動，促進排出體內的廢物、膽固醇和膽酸，增進排便順暢、改善便祕、預防宿便的囤積。紅豆中含有的皂苷也能刺激腸道蠕動，不僅如此，皂苷在進入人體後可充當油脂乳化劑，與膽固醇相結合後一起被排出體外，進而降低膽固醇。

備註

①煮紅豆薏仁湯時千萬不能放入白米，否則會失去祛溼的功效。
②孕婦不太適合喝紅豆薏仁湯。

中醫師的小提醒

腸胃較弱者，食用紅豆易有脹氣不適感，不可食用過多。

薏仁牛奶

材料

薏仁粉　一〇克
鮮奶　二五〇毫升

作法

薏仁粉加入加熱後的鮮奶中，調小火攪拌一下，煮五分鐘即可。

功效

1 潤澤肌膚，美白補身。
2 行氣活血、調經止痛、排水瘦身。

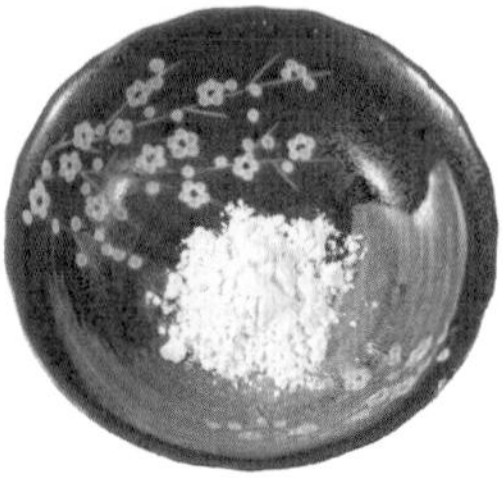

薏仁粉

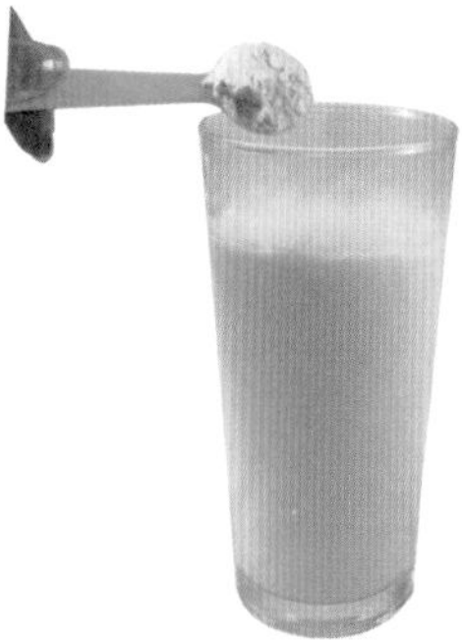

加入薏仁粉

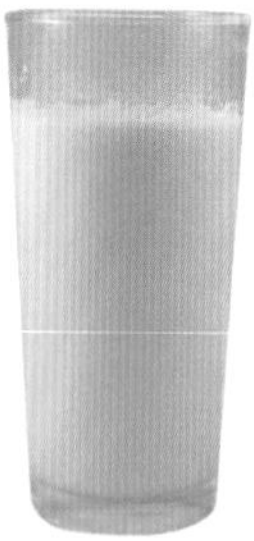

薏仁牛奶

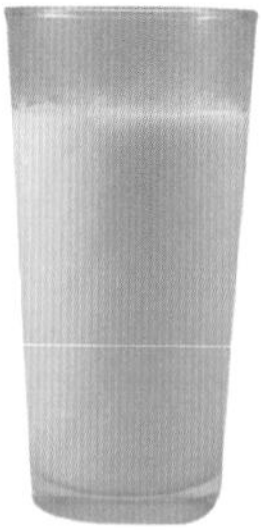

牛奶

牛奶味甘、性平、微寒，入心、肺、胃經，有補虛損、益肺胃、生津潤腸的功效。對於久病虛弱、氣血不足、營養不良、胃及十二指腸潰瘍、消渴、便祕等都有不錯的療效。

關於牛奶，在《本草綱目》中的記載是：「牛乳，味甘性微寒，無毒．能補虛，止渴，養心肺，解熱毒，潤皮膚．冷補下熱氣，患熱風之人宜食之；老人煮食有益；入薑蔥能止小兒吐乳補勞；治反胃熱吐；能補益勞損，能潤大腸……」

在《本草經疏》中則說：「牛乳乃牛之血液所化，其味甘，其氣微寒无毒。甘寒能養血脈，滋潤五臟，故主補虛羸，止渴。」

從上述可知，中醫學認為，牛奶味甘性微寒，具有生津止渴、滋潤腸道、清熱通便、補虛健脾、美容養顏等功效。

牛奶中含有豐富的營養素，主要的營養成分是蛋白質和鈣質，也含有人體中必須的全部胺基酸、維生素A、維生素B、磷、鐵等各種營養，而且其所含脂肪的顆粒小，又呈分散狀態，所以很容易為人體所吸收。具體而言，喝牛奶的好處有如下幾點

一、牛奶中富含維生素A、維生素B_2以及乳清，可以防止皮膚乾燥、暗沉，促進

皮膚的新陳代謝，消除黑色素並防治因多種色素沉澱而引起的斑痕，且牛奶還能為皮膚提供封閉性油脂，形成薄膜以防止皮膚水分蒸發，使皮膚白皙光滑又潤澤。

二、牛奶中含有大量鈣質以及有助骨骼、牙齒發展的營養素，還有磷、鉀、鎂等多種礦物質，很容易被人體所吸收。孕婦、停經前後的婦女常喝牛奶可以減緩骨質流失；青少年常喝牛奶能促進骨骼發育；中老年人常喝則可補足身體流失的鈣質，有助預防骨質疏鬆症。而且牛奶能增強身體的免疫力，多喝牛奶不僅有助防治各種骨科疾病，在動完骨科手術後若能適量補充牛奶，也能有助傷口癒合並修復骨骼。此外，牛乳中所含豐富的鈣質和維生素可以大大緩解經期時的疼痛，若有經期前綜合症的女性，可以將牛奶加熱後再喝。

四、牛奶中含有具催眠作用的物質，而且其所含的乳蛋白活性肽能幫助我們在睡眠中放鬆，讓人獲得更好的睡眠品質。

五、蛋白質是所有生物細胞不可或缺的成分，也是合成人體血肉的基礎。牛乳中含有容易被人體吸收的優良蛋白質，消化率高達九〇％～一〇〇％，是各類蛋白質之冠。

六、牛奶中含有一種生物活性物質——超氧化物歧化酶（ＳＯＤ），這類物質能清除生物體內的自由基，可增強人體免疫功能，促進新陳代謝，所以有抗老、延年益壽的功效。

七、牛奶中所含的碘、鋅和卵磷脂能促進胃及十二指腸潰瘍等疾病的痊癒，還有抗胃癌的功能，也能提高大腦的工作效率。

備註

①不要空腹喝牛奶。

②加熱牛奶時不要煮沸，也不要煮太久，以免破壞營養素。

杏薏雙仁茶

材料

薏仁粉　一匙
杏仁粉　一匙

作法

將薏仁粉與杏仁粉加入熱水中沖泡即可。

功效

美白肌膚，使膚色白嫩光滑有彈性。

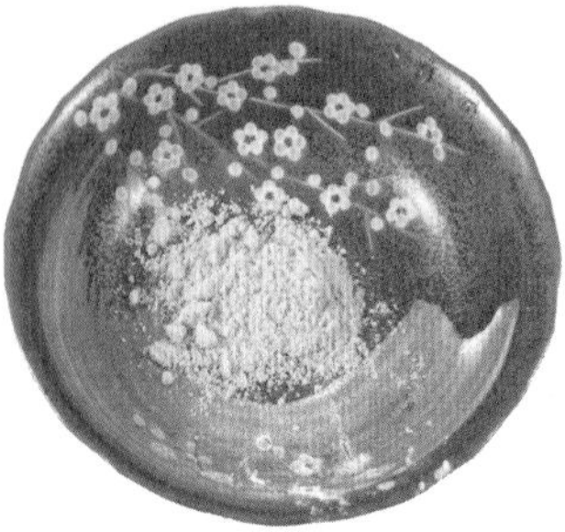

杏仁粉

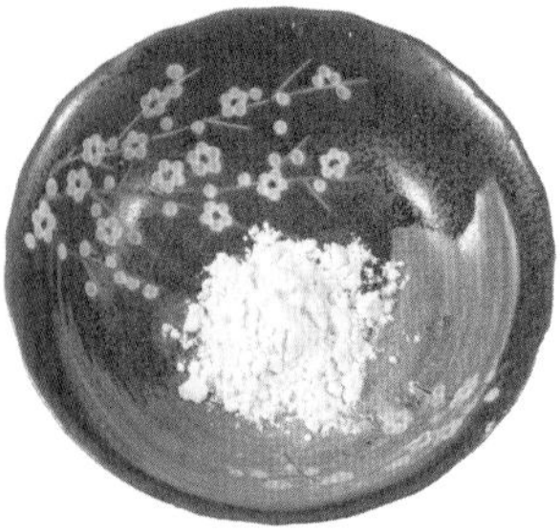

薏仁粉

杏仁粉和薏仁粉放入杯中

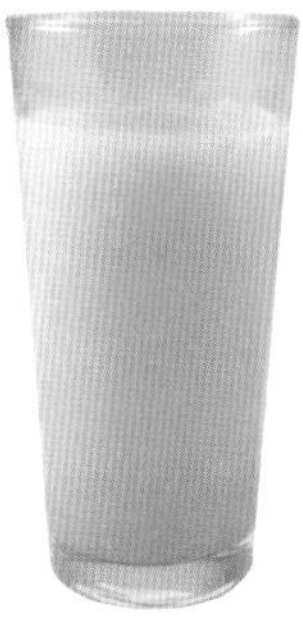

杏薏雙仁茶

杏仁又名杏實，是食物，也是中藥材之一。《本草綱目》中記載：「……服杏仁，令汝聰明，老而健壯，心力不倦。」其他像是《長沙藥解》*[1]以及《本草便讀》*[2]等藥學專書中，也有提及杏仁的功效。

《長沙藥解》：「杏仁疏利開通，破壅降逆，善於開痹而止喘……調理氣分之鬱無以易此。」

《本草便讀》：「功專降氣，氣降則痰消咳止。能潤大腸，故大腸氣秘者可用之。」

杏仁含豐富的營養物質，可用做內服外用的美容聖品。

杏仁又有甜苦之分，甜杏仁含有維生素A、B_{17}、B_1、B_2、C以及脂肪、蛋白質、鐵、鈣、磷等多種維生素，有補虛潤肺的效用，一般也可以當作零食或涼菜吃。

苦杏仁主要含有扁桃苷、蛋白質和各種胺基酸成分，一般用來入藥，內服可以止咳平喘、潤腸通便，但有些微的毒性，所以不能多吃。

杏仁在加強記憶、減輕憂鬱、改善失眠、強健體魄上都有不錯的療效。根據現代科學的研究證明，杏仁所含的維生素A是一種天然的美容劑，能保持肌膚水分，補充皮膚表皮層的含水量。而杏仁也是維生素E含量最高的天然食物來源之一，維生素E能抑制自由基生成，除了能有效抵禦外界環境對肌膚的傷害，防止肌肉鬆弛以及黃褐斑的生成，還有抗氧化、抗老、抗癌的效用。

除了上述兩種營養成分，杏仁中其他成分如礦物質及蛋白質等，都能為肌膚提供所需的營養，加快皮膚的新陳代謝，促進皮膚微循環，而且還有美白的作用，使肌膚白嫩光滑有彈性。

杏仁也含有豐富的黃酮類和多酚類成分，這些成分能有助降低人體內的膽固醇含量，也能有效降低心臟病和許多慢性疾病的發病危險。許多臨床的實驗都證明，攝取杏仁可以降低血中壞膽固醇的濃度，而不會影響到好膽固醇的濃度，而且實驗數據也證明，攝取杏仁愈多，降膽固醇的功能就愈明顯，當然也就相對會降低罹患心血管疾病的風險。

除此之外，杏仁所含的鎂及膳食纖維有穩定血糖的效果，對糖尿病的防治也起到有重要的作用。

雖然杏仁看起來好處多多，但吃杏仁時最需要注意的一點就是熱量。每一百公克的杏仁含有約六百大卡、兩碗飯的熱量，若是吃得太多，很容易會發胖，所以在攝取上要注意不要過量。

中醫師的小提醒

杏仁不可多食，多食易上火。

備註

①杏仁不能與栗子一起吃，若一起吃會胃痛。
②杏仁要避免和豬肉一起吃，那樣會妨礙蛋白質的吸收。

*註1：《長沙藥解》，清代著名醫家黃元御撰，講述有藥品的性味以及功效。
*註2：《本草便讀》，藥學專著，清張秉成撰。

薏仁芝麻湯

材料

薏仁粉　兩匙
黑芝麻粉　一匙
牛奶　一百五十～兩百毫升

作法

1 將牛奶加熱。
2 將薏仁粉與芝麻粉加入熱牛奶中即可。

功效

1 美白袪溼、烏髮美顏。
2 改善皮膚乾燥及便祕。

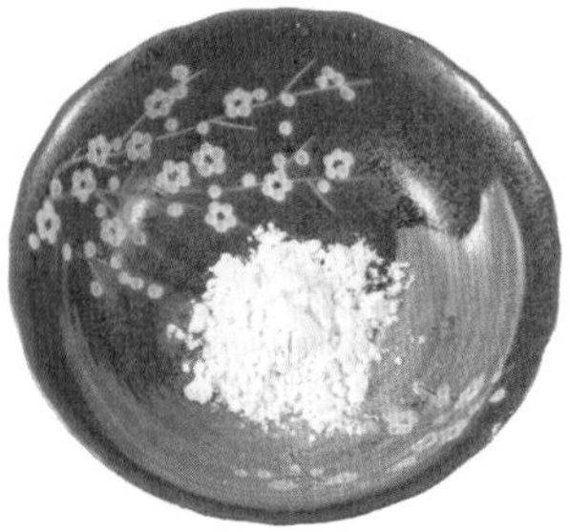

薏仁粉

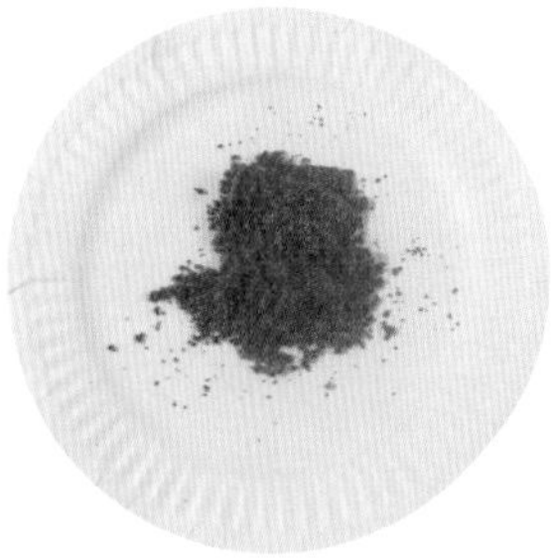

芝麻粉

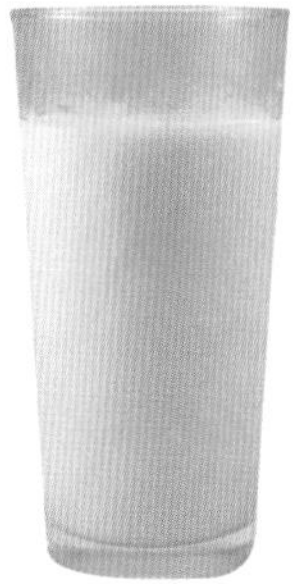

牛奶

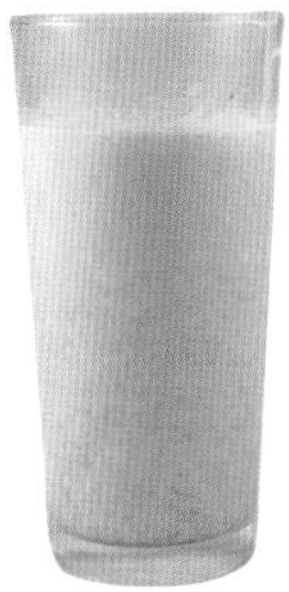

薏仁芝麻湯

芝麻有分黑芝麻與白芝麻，黑芝麻的營養含量比白芝麻高（黑芝麻鈣、鐵的含量都遠高於白芝麻，例如每一百公克的黑芝麻有一四五六毫克的鈣，二四・五毫克的鐵，但每一百公克的白芝麻只有八一毫克的鈣與八・四毫克的鐵），也含有較多的粗纖維，所以這裡我們選用黑芝麻來料理。

黑芝麻古稱胡麻，其性味甘平，有滋養肝腎、養血潤燥的功用，在中藥、中醫的理論中認為，黑芝麻能補肝腎、益氣力、潤五臟等，可用來治療因肝腎精血不足所導致的眩暈、脫髮、少年白、腰膝痠軟、四肢無力、皮膚乾燥、腸燥便祕等病症。特別是在烏髮上功效甚大。在《本草綱目》中就提到，若長期服食芝麻有「至百日，能除一切痼疾。一年身面光澤不饑，兩年白髮返黑，三年齒落更生」的功用。

經現代醫學研究發現，黑芝麻含有豐富的不飽和脂肪酸、蛋白質、維生素E、維生素B_1、B_2、多種胺基酸、鈣、磷、鐵等微量元素，有延緩衰老的作用。

芝麻中所含的脂肪酸雖多，但其最主要的是亞麻油酸，那是一種人體不可或缺的必需脂肪酸，是有利於人體的，一旦有所缺乏，體內的某些荷爾蒙就無法正常生成。

黑芝麻除了有上述的烏髮功能，還有很好的抗氧化功能，這是因為芝麻中含有豐富的卵磷脂、蛋白質、維生素E、亞油酸等，尤其維生素E更是居植物性食品之首。維生素E能促進細胞分裂，延緩細胞老化，所以能起到護膚美膚、抗老、顏年益壽的作用。

備註

患有慢性腸炎、便溏*腹瀉者要避免食用芝麻。

*註：便溏，指大便不成形，形似溏泥。

中醫師的小提醒

芝麻性燥熱，咽喉發炎咳嗽時不宜食用。

薏仁養顏綠茶

材料

綠茶（可用茶包代替）
薏仁粉　適量

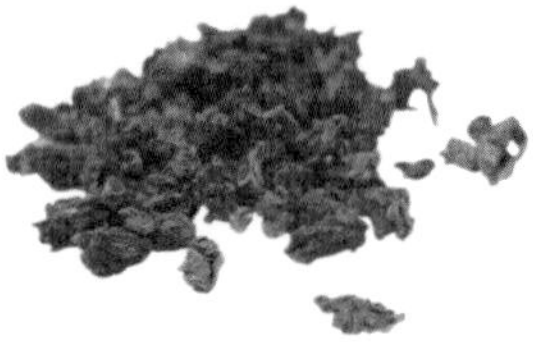

綠茶

作法

1 用熱水沖泡綠茶。
2 將薏仁粉加入綠茶中。

功效

1 養顏美容。
2 健脾補肺、清熱解毒。
3 增強免疫力，降血脂。

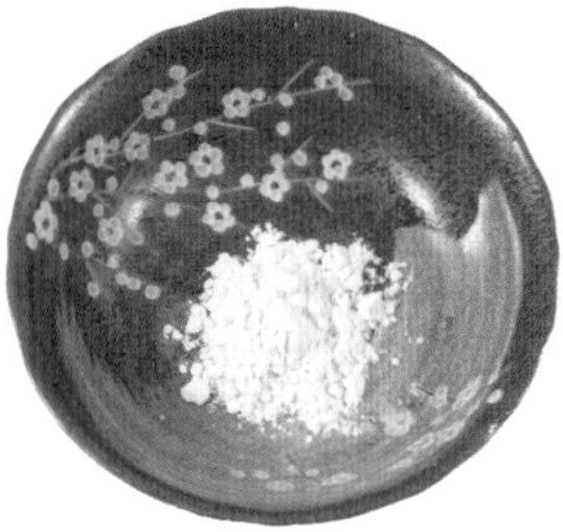

薏仁粉

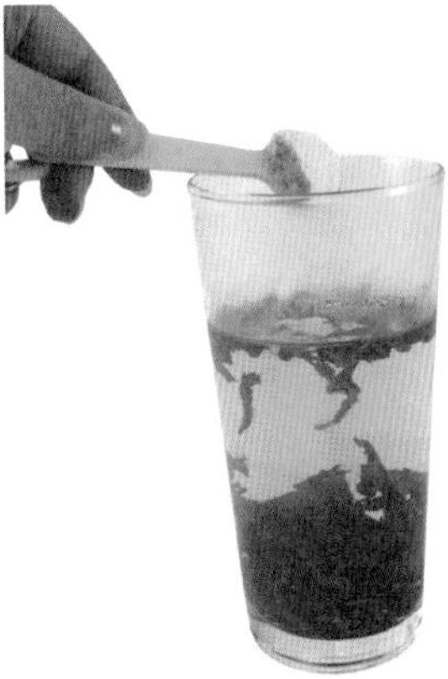

把薏仁粉加入泡好的綠茶中

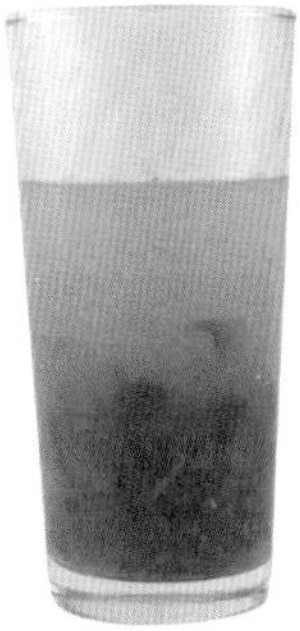

薏仁養顏綠茶

綠茶又稱為不發酵茶。根據現代科學研究證實，茶葉中含有與人體健康密切相關的生化成分。其中，具藥理作用的主要成分是茶多酚、咖啡因、脂多糖、茶氨酸等，所以能提神清心、清熱解暑、去膩減肥、解毒醒酒、降火明目等。

綠茶也可以做為抗氧化劑，有助於對抗癌症；也能降低膽固醇含量、減少血液凝結的傾向，對心腦血管疾病有一定的療效；同時還能調節血糖和胰島素的含量，所以很適宜患有高血壓、高血脂、冠心病、動脈硬化、糖尿病等患者以及吃了過多油膩食品的人飲用。

具體而言，綠茶的效用有：

一、抗衰老。人體在新陳代謝的過程中，若是過氧化，就會產生大量的自由基。自由基會讓人容易老化，也會使細胞受傷，而綠茶中所含的茶多酚有很強的抗氧化性和生理活性，能提高自由基清除劑超氧化歧化酶（SOD）的活性，因此能有助清除人體內過多的自由基，防止自由基對人體造成傷害，進而延緩衰老。根據實驗結果證實，茶多酚的抗衰老效果比維生素E要高上十八倍。

二、抑制心血管疾病。茶多酚對人體的脂肪代謝具有重要的作用。人體中的膽固醇、三酸甘油脂等若含量過高，脂肪就會沉積在血管內壁，導致血管平滑肌細胞增生而形成動脈粥狀化斑塊等心血管疾病。而茶多酚中的兒茶素以及其氧化產物茶黃素等，都能有助抑制這種斑塊的增生，降低會使血凝黏度增強的纖維蛋白原，進而抑制動脈粥狀硬化的發生。

三、防癌。綠茶中的茶多酚可以阻隔亞硝胺等多種致癌物質在體內合成，也有直接殺傷癌細胞和提高機體免疫力的功效。像是對胃癌、腸癌等多種癌症都能起到預防以及輔助治療的作用。

四、抗病毒菌。茶多酚有較強的收斂作用，能有效抑制和殺滅病原菌、病毒，所以在消炎止瀉上有很好的效果。而且兒茶素既能抑制會導致人體生病的細菌，又不會傷害到腸內益菌的繁殖，因此也具備有整腸的功能。

五、提神醒腦。茶葉中所含的咖啡因會刺激人體的中樞神經，增強大腦皮層的興奮過程，振奮精神，起到提神醒腦的功效，同時也能緩解一定程度上的偏頭痛。

六、利尿。咖啡因能刺激腎臟，促使尿液迅速排出體外，減少有害物質停留在腎臟的時間。

七、緩解疲勞。咖啡因可以排除尿液中的過量乳酸，能幫助人體盡快消除疲勞。而且綠茶中含有強效的抗氧化劑以及維生素C，這兩種物質都可以清除體內的自由基，以及分泌出能對抗緊張壓力的荷爾蒙。

八、保護牙齒。茶葉中有較高的含氟量，而且茶飲是鹼性飲料，能幫助抑制人體鈣質的流失；兒茶素則可以抑制齲齒的產生，減少牙菌斑、牙周炎發生的機率，有益於預防齲齒、保護牙齒。此外，茶葉中所含的單寧酸也具有殺菌的作用，能防止食物渣屑繁殖細菌，所以能有效防止口臭。

九、保護眼睛。茶葉中的維生素C能降低眼睛水晶體的混濁度，所以常喝綠茶能減少眼疾，起到保護眼睛的作用。

十、瘦身減重。早在成書於唐代的《本草拾遺》*中就寫到喝茶的功效有「久食令人瘦」。茶葉之所以有助消化和降低脂肪的功效，這是因為茶葉中的咖啡因能提高胃液的分泌量，有助消化。而且茶鹼和咖啡因可以活化蛋白激酶和三酸甘油酯解脂酶，減少脂肪細胞的堆積。此外，兒茶素也有助於減少腹部脂肪。

備註

①避免空腹喝茶。空腹喝茶會稀釋胃液，降低消化功能，也會使得茶葉中不好的成分大量進入血液中，引起頭暈、心悸、四肢無力等症狀。

②胃寒的人不適宜喝太多茶，喝太多茶會引起腸胃不適。

③神經衰弱和容易失眠的人不適宜在睡前喝茶；正在哺乳的婦女也要少喝茶，因為茶對乳汁有收斂的作用。

*註：《本草拾遺》，唐代藥物學家陳藏器著，原書今已佚，但內容有收錄在《證類本草》中。

中醫師的小提醒

服用人蔘等滋補藥時，不宜飲茶。

薏仁蓮子湯

材料

薏仁　二十五克
蓮子　五十克
冰糖　適量

作法

1 洗淨薏仁和蓮子，並將薏仁用水泡約一～二個小時。
2 將兩者放入電鍋中加入水和少許的冰糖。
3 煮到薏仁和蓮子軟爛即可。

功效

1 鎮靜解熱，滋潤皮膚，緩解皮膚的搔癢。
2 排溼袪熱，消水腫。
3 增強免疫力、抗炎。
4 擴張血管，降血糖。

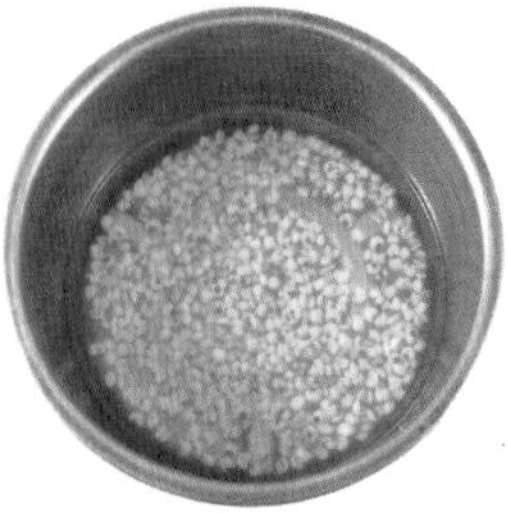

薏仁泡水

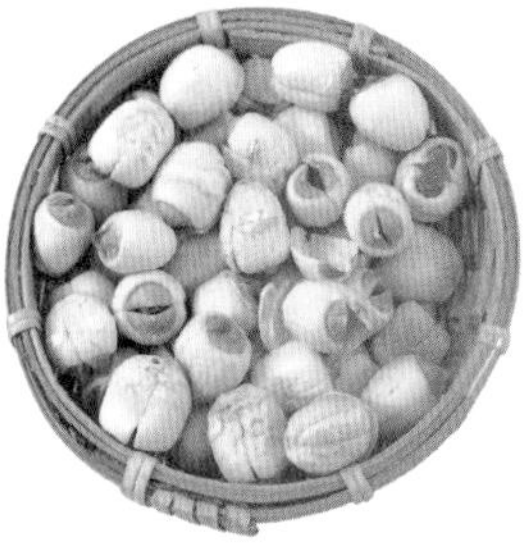

蓮子

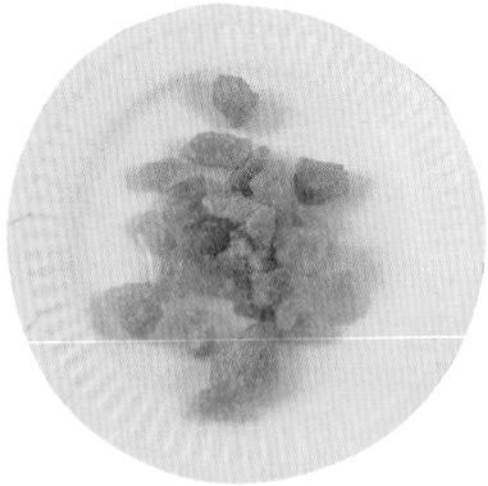

紅冰糖

蓮子又名蓮蓬子、藕實、蓮子肉，屬於蓮屬植物，既能做成甜品食用或當做菜餚料理，也是一種中草藥，能清心補腎。其綠色的蓮心味苦，性寒，是很強效的退火藥材，若有火氣大、睡眠問題或是有血熱的現象，服用後都能有效改善情況。一般除了可將蓮心入藥也能用來泡茶。

依據《本草綱目》的記載，蓮子的功效有「交心腎，厚腸胃，固精氣，強筋骨，補虛損，利耳目，除寒濕」等，所以常會用來補脾止瀉、降虛火、安神、益腎。

就營養學方面來看，蓮子中主要含有的成分有澱粉、蛋白質、脂肪、碳水化合物、

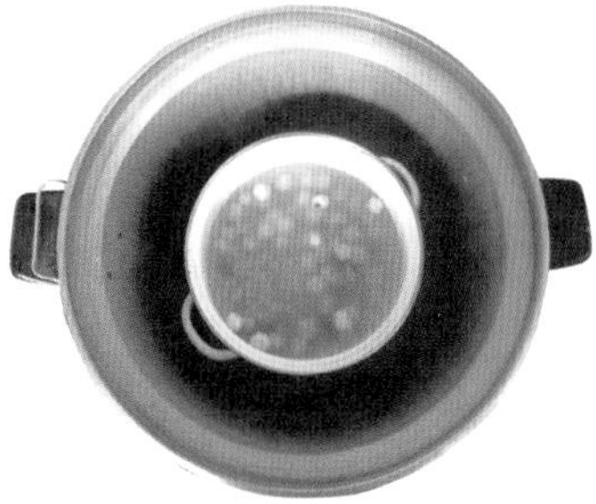

把蓮子、薏仁加水放入電鍋煮

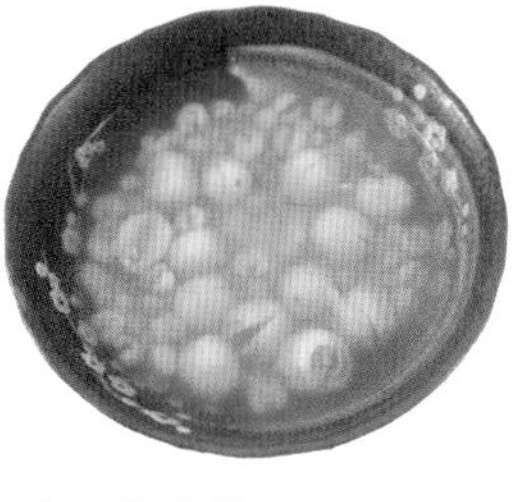

薏仁蓮子湯

棉子糖、鈣、磷、鐵等。其所含的碳水化合物，屬於全穀根莖類；而其豐富的蛋白質則是植物性蛋白質來源之一。

由於蓮子既可入菜也可入藥，加上價格並不貴，因此可以說是高價值的養生食材。產於夏天的新鮮生蓮子屬性偏涼，去了心後服用，有退心火、養心安神的作用，對容易焦慮緊張、睡眠品質不好的人來說很有幫助。至於去掉心後炒過的蓮子則不如生蓮子那樣寒，可用於溫補，能改善腸胃功能，以及上了年紀的腎虛遺精，甚至也能有效改善婦科感染的病症。

不過，蓮子性寒，即便炒過的蓮子屬於溫補，也只適用於腸胃虛寒的人。若是手腳冰冷、體質虛寒的人吃多了，很容易會導致腹瀉。患有氣喘的人也不適宜多吃，吃多了容易讓喉嚨發癢生痰、常咳嗽，如此一來反而容易引發氣喘。

具體來說，服用蓮子能有以下幾種好處與效用：

（一）防癌抗癌。蓮子能暢通氣血，所含的氧化黃心樹寧城則能抑制鼻咽癌，因此有防癌、抗癌的營養保健功能。

（二）降血壓。在蓮子中含有非結晶形生物鹼N－9，這類生物鹼稱為蓮心鹼，有顯著的強心作用和較強的抗鈣、抗心律不整的作用，也能擴張外圍血管，所以能強心，也能有效降低血壓。

（三）降火安眠。蓮心有很好的降火功效，能清心火、消除煩熱，治療暑熱心煩的失眠症以及口舌生瘡。加上蓮子中所含的醣類能幫助色胺酸更有效地被腦細胞吸收，並與維生素B群、鎂共同作用，所以也有幫助睡眠的功效。

（四）紓解壓力。蓮子中含有的維生素B群是天然的抒壓劑，特別是維生素B_1的含量為白飯的三倍，能維持神經系統正常運作，消除疲勞，所以能有效紓解壓力。

（五）養神安心。蓮子中含有鈣，鈣有「天然的神經穩定劑」之稱，能夠與鎂離子維持平衡，鬆弛神經，緩和情緒，調節心跳與肌肉收縮，還能改善經前症候群。

（六）活化大腦機能。蓮子中所含有的鋅能幫助抗氧化，活化大腦的機能，自然就能有效提升專注力，改善因壓力所造成的記憶力退化。

備註

①平時排便不順、糞便乾硬或是腹部脹滿的人不適宜食用。

②蓮子性寒，體質虛寒、過敏的人不適宜吃太多的蓮子。

紫米薏仁粥

材料

薏仁　五十克
紫米　五十克
黑糖　適量

作法

1 洗淨薏仁和紫米，將這二者用水泡約二～三個小時。
2 將所有材料加水放進電鍋內煮。
3 煮熟後加入適量的黑糖再悶煮一段時間。
4 煮軟後即可食用。

功效

1 去脂瘦身。
2 補血、消水腫。

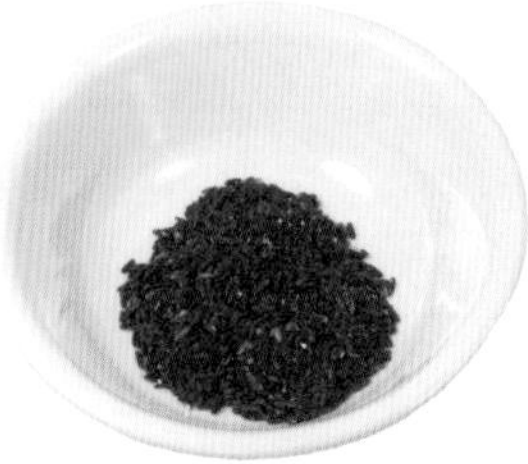
紫米

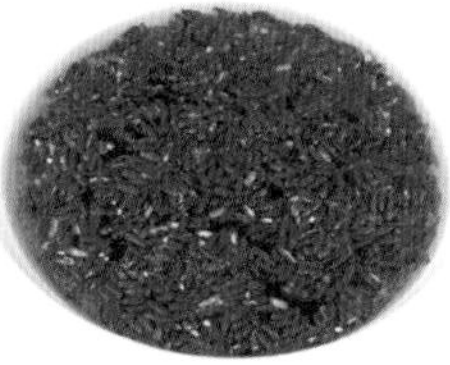
將紫米泡水

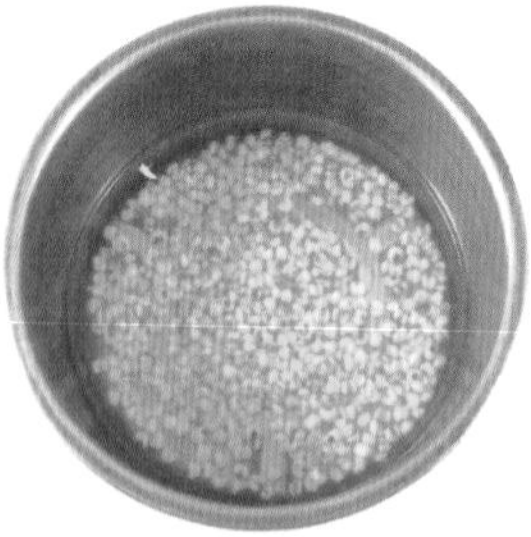
將薏仁泡水

紫米是香米的一種，因為種皮上有著濃紫色素，所以被稱為紫米，也有黑紫米、黑糯米或紫黑米的稱呼。《本草綱目》記載：「紫米有滋陰補腎，健脾暖肝，明目活血的作用。」

紫米的成分有蛋白質、醣類、人體必需胺基酸、不飽和脂肪酸、維生素B_1、維生素B_2、鈣、磷、鐵、鎂、鉀、鋅等礦物質以及天然的黑色素。紫米的營養非常豐富，多吃能開胃健脾、明目活血。有少年白的人、產後虛弱的婦女、病後體虛或是貧血腎虛的人，都能吃紫米來補養身體。

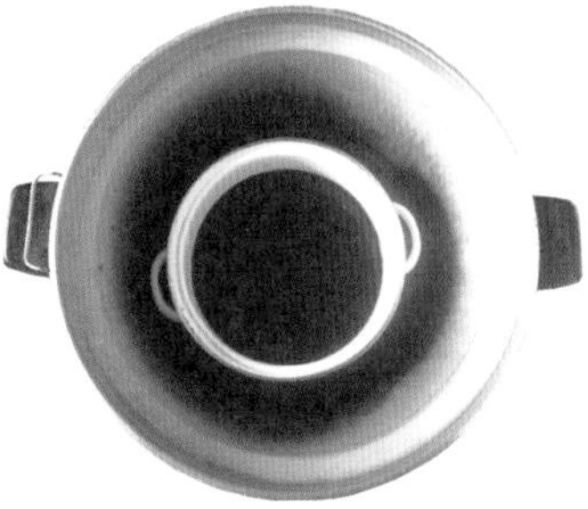

紫米加薏仁放入電鍋中煮

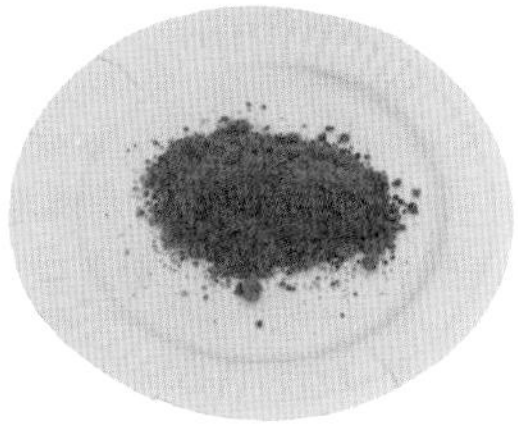

黑糖

紫米薏仁粥

紫米的外部皮層則含有能抗氧化的花青素類色素，能延緩老化。未經打磨去皮的紫米，其外殼部位保留有豐富的營養素及纖維，蛋白質、胺基酸和微量元素等也比白米的含量豐富，所以能預防消化不良、增進食慾，並減少發生肥胖症、心臟病、癌症等的機率。

由於紫米不論是營養價值還是藥用價值都很高，產量又稀少，所以在中國古代，向來都被視為珍貴的貢品。

紫米中所含的不飽和脂肪酸中，多元不飽和脂肪酸、單元不飽和脂肪酸和飽和脂肪酸的比例分別為一．四：一．六：一，這樣的比例剛剛好，能有效改善腸胃機能。而其中的多元不飽和脂肪酸也有利於腦細胞的發展。

紫米含有豐富的維生素B群，能有助新陳代謝、清血、預防皮膚與肌肉的老化，而高含量的維生素B_1也能夠強化神經系統、緩和腳氣病等症狀；鋅則對男性的攝護腺有很大的幫助；高於一般同類食品的纖維能有助消化、防止肥胖與便祕；至於蛋白質含量更是五穀類中最高的。

備註

紫米不容易煮爛，在煮之前要先浸泡但不太需要洗。可用水輕輕沖洗之後再泡水，若太過用力清洗，很容易會將營養素也一併洗去。

中醫師的小提醒

紫米對於老弱久病者、小孩、消化力較差者均不宜。

薏仁山楂茶

材料

薏仁　　十克
山楂　　五克

作法

1 洗淨薏仁和山楂。
2 將薏仁用小火炒熟。
3 將薏仁和山楂加水後放入電鍋煮。

功效

1 調理腸胃，消脂減肥。
2 淡化黑斑，排毒美白，改善膚質。
3 清熱利溼。

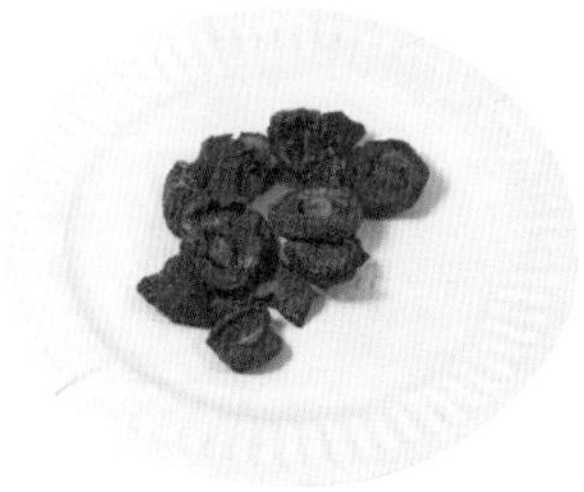

山楂

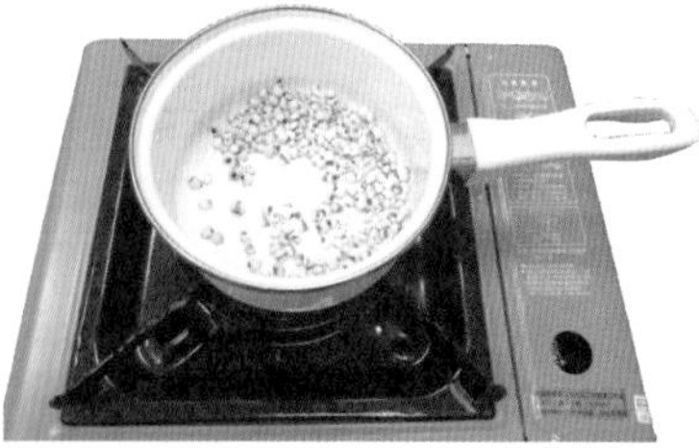

炒薏仁

山楂是我們日常生活中常見的零嘴糕點，像是糖葫蘆、山楂糕等都是用山楂做的，山楂也同時是常用的中藥。山楂的主要活性成分有有機酸（包括有山楂酸、熊果酸、檸檬酸、琥珀酸、蘋果酸、綠原酸、咖啡酸、齊墩果酸、焦性沒食子酸、棕櫚酸等）、黃酮（包含有槲皮素、牡荊素、金絲桃苷、蘆丁）、鞣質、胺基酸、黃烷聚合物、脂肪酶、表兒茶素、維生素C和維生素B_2等。

在藥理作用上，山楂可以用來擴張冠狀血管、降低血壓、降低膽固醇、恢復心肌壁、減少脂肪量、增加細胞內維生素C的含量。能促進消化、改善心功能、抗菌，以及

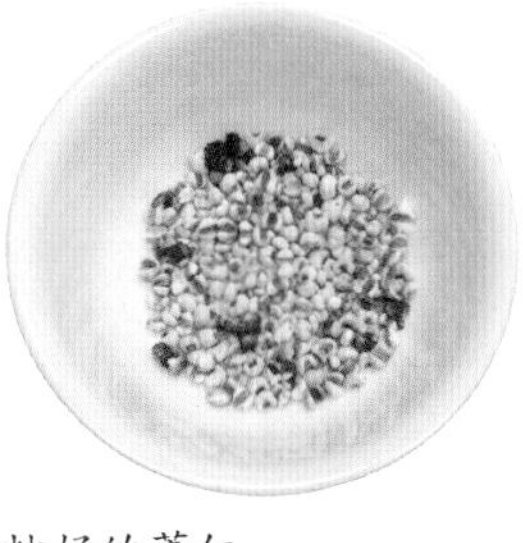

炒好的薏仁

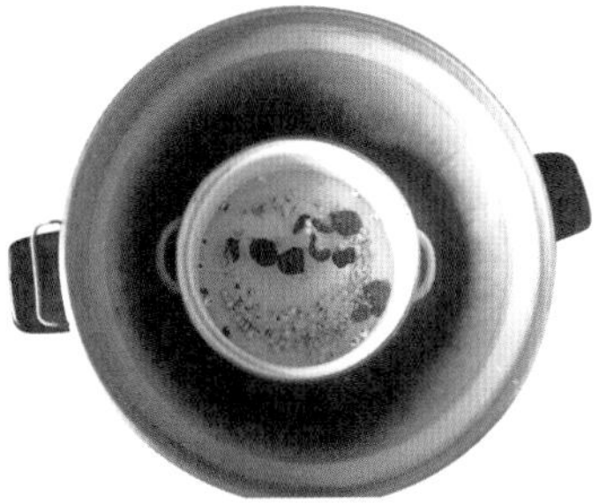

山楂、薏仁加水放入電鍋中煮

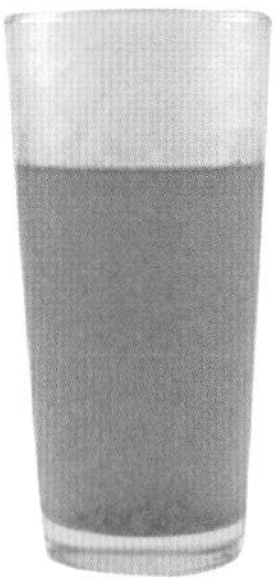

薏仁山楂茶

對貧血、心血管疾病、高血膽固醇和降低免疫力的疾病都有幫助。

將山楂用在養生保健或醫療上的作用有：

一、防治心血管疾病。山楂能對抗缺血後再灌流造成的傷害，可以對抗心律不整，也有降血脂和降血壓的功效，能有效防治高血壓、高血脂、充血性心臟衰竭、動脈粥狀硬化等心血管疾病。

二、舒緩生理痛，治療月經不調。山楂具有活血化瘀的作用，對血瘀型的痛經患者以及因血瘀而月經不調的人來說是很好的食療食品。

三、開胃、幫助消化。山楂的營養豐富，含有醣類、蛋白質、脂肪、鈣、磷、鐵和維生素C等營養成分，吃山楂可以有助消化、開胃，特別若是肉類吃多了不好消化時，更是可以吃山楂來幫助消化。在很多有助消化的中藥裡頭就都有採用山楂。

四、治療腹瀉。山楂中有抑制細菌、治療腹痛腹瀉的成分。但要注意，若吃多了也會導致腹瀉。

五、抗衰老。山楂中含有黃酮類、維生素C和胡蘿蔔素等營養成分，這些物質能阻斷並減少自由基的生成，有抗老的作用。

六、消脂減肥。山楂中含有檸檬酸、蘋果酸、抗壞血酸、酶、蛋白質、碳水化合物，既能降血壓也能促進胃腸的消化作用。中醫認為，山楂能通腸消脂，有利於減肥，可以預防肥胖症。

七、抗癌。山楂內的黃酮類化合物牡荊素是一種有較強抗癌作用的藥物。山楂提取物對抑制癌細胞的生長、增殖和浸潤轉移都有一定的效用。

備註

①有消化性潰瘍、病後體虛、胃酸分泌過多或有牙齒疾病的患者不宜食用山楂。

②山楂有破血散瘀的作用，會刺激子宮收縮，所以孕婦最好避免食用，以免誘發流產。

③山楂能降血脂，血脂過低的人若吃太多山楂會影響健康。

④山楂含有大量的有機酸、果酸等，若空腹食用會使胃酸大量增加，對胃黏膜造成不良刺激，甚至造成胃痛，所以要避免空腹吃。

枸杞薏仁茶

材料

紅棗　二～三顆
薏仁　三十公克
枸杞　十五～二十顆
冰糖　適量

作法

1 將薏仁洗淨後放入鍋中用小火炒出香味即可（不可放油）。
2 將紅棗洗淨後用刀劃開。
3 將所有食材放入杯中用熱水沖開後泡個五～十分鐘即可飲用。

功效

1 養肝明目，利水消腫。
2 健脾補肺，祛溼化痰。
3 美容養顏，使皮膚光滑，減少皺紋，消去斑點。

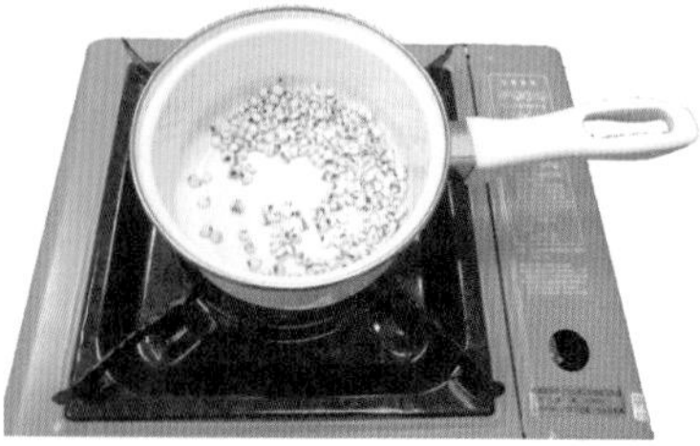
炒薏仁

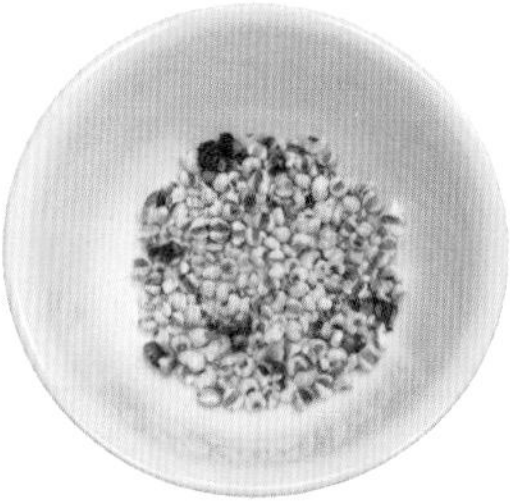
炒好的薏仁

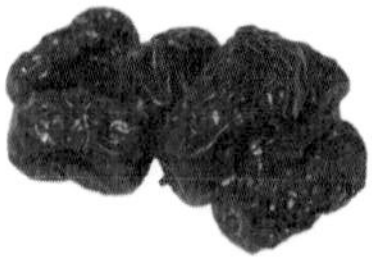
紅棗

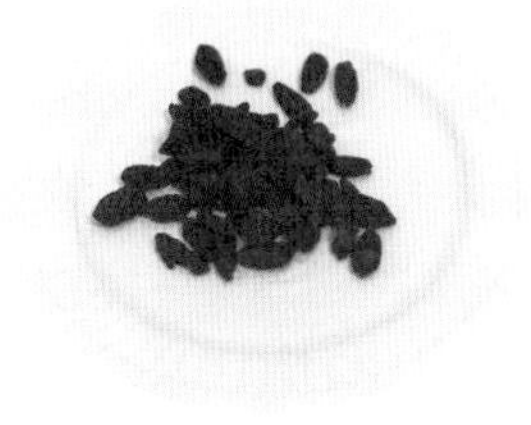
枸杞

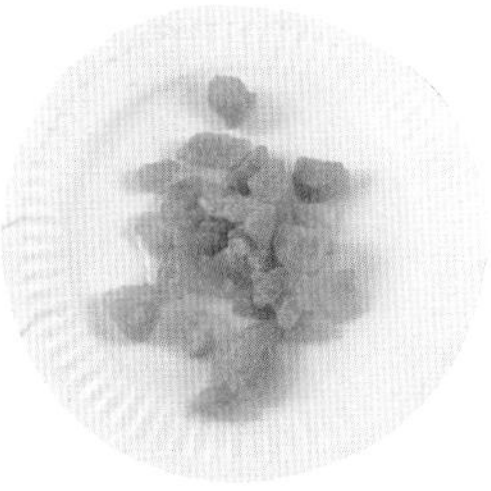
紅冰糖

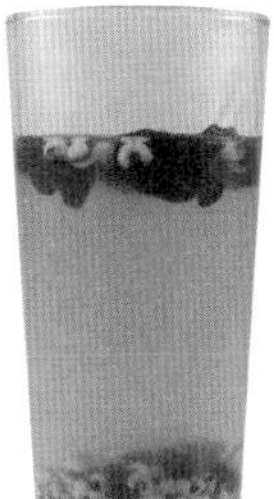
枸杞薏仁茶

在中醫裡頭，常能見到用枸杞來養生。在《本草綱目》中有記載：「枸杞，補腎生精，養肝……明目安神，令人長壽。」由明代倪朱謨所寫的藥學著作《本草匯言》也說：「枸杞能使氣可充，血可補，陽可生，陰可長，火可降，風濕可去，有十全之妙用焉。」所以常將枸杞用做中藥，一般多用來滋補肝腎，治療肝腎不足所引起的頭暈目眩、目視不清、腰膝痠軟、虛勞咳嗽、陽痿遺精等症，是一種名貴的藥材和滋補品。

就營養學的觀點來看，枸杞中含有豐富的葉黃素、玉米黃素、胡蘿蔔素、維生素A_1、B_1、B_2、C以及鋅、銅、鈣、鐵等微量元素，這些營養成分都是保健眼睛的必需營養素，營養價值很高，對保健視力很有幫助，所以又稱為「明眼子」。在傳統中醫中也多會用枸杞來改善性功能、治療因肝血不足、腎陰虧虛所引起的夜盲症和視物不清。由於枸杞也有淨化血液的作用，所以能防止脂肪肝以及動脈粥狀硬化的發生。

此外，有科學家研究發現，枸杞有保護神經的作用，能保護腦細胞不受到β-澱粉樣肽（β-amyloid peptide）的傷害，減少阿滋海默症患者腦中的病理變化，因此推測枸杞對預防阿滋海默症能起到一定的功效。

總的說來，食用枸杞能收到以下幾種效用：

一、提高免疫力，增強身體適應調節的能力。枸杞中含有甜菜鹼、多糖、粗脂肪、粗蛋白、硫胺酸、維生素B_2、胡蘿蔔素、抗壞血酸、菸鹼酸、鈣、磷、鐵、鋅等元素，有增強細胞與體液免疫力的作用。而且枸杞中富含枸杞多糖，這是一種水溶性的多醣，由阿拉伯糖、葡萄糖、半乳糖、甘露糖、木糖、鼠李糖這六種單糖所組成，具有生理活性，也能夠增強免疫功能，提高抵抗疾病的能力。

二、抗癌。枸杞多糖既能調節免疫力，而且也能透過神經、內分泌等來發揮抗癌的作用，抑制腫瘤的生長與細胞的突變。

三、保健視力。枸杞中含有豐富的胡蘿蔔素，能在人體內轉化成為生素A，維生素A又可生成視黃醇，而視黃醇跟視蛋白則是眼睛中視網膜光感受器的構成元素，所以能保健視力，防止黃斑症。

四、消除疲勞。經由動物實驗發現，枸杞多糖能幫助實驗白鼠增加肝糖的儲備量，提高運動前後血液中的乳酸脫氫酶總活力；降低白鼠劇烈運動後血液中尿素氮的增加量並加快其清除效率。以上結果證明，枸杞多糖是能有效消除疲勞的。

五、提高呼吸道的抗病能力。枸杞中含有豐富的胡蘿蔔素，胡蘿蔔素在人體內能轉化成為生素A，而維生素A能維持上皮組織的正常生長與分化，只要上皮組織的量夠，就能預防鼻、咽喉和其他呼吸道的感染，提高呼吸道抗病的能力。

六、養顏美容。我們的皮膚之所以會老化，是因為自由基氧化所造成。枸杞中所含的枸杞多糖、胡蘿蔔素都是強力的抗氧化劑，此外，枸杞中也含有微量元素硒跟維生素E，這兩種物質也能幫助抗氧化。至於維生素A則能維持上皮組織的生長、分化，能防止皮膚乾燥和毛囊角化，進而就有養顏美容、滋潤肌膚的作用。

七、延緩衰老。枸杞多糖能有效提高吞噬細胞的吞噬功能，提高淋巴細胞的增殖能力，減緩細胞的凋亡，如此就能延緩衰老。

八、預防心血管疾病。枸杞能有效降低血清中三酸甘油酯和膽固醇的含量，有降血脂、調節脂類代謝的功能，在預防心血管疾病上起到積極作用。

備註

枸杞有溫熱身體的效果，有高血壓的人要盡量少吃；感冒發燒、脾虛、腹瀉、身體有發炎反應的人最好不要吃。

中醫師的小提醒

枸杞在夏季極易變色變質，發霉生蟲，因此要密閉保存，防悶熱、防潮、防蛀，宜放置陰涼乾燥處。

蒲公英薏仁湯

材料

蒲公英　十公克
薏仁　三十公克

作法

1 將蒲公英和薏仁洗淨。
2 將兩者加水放入鍋中煮沸。
3 過濾出湯汁後即可飲用。

功效

1 保肝養神。
2 防治青春痘。

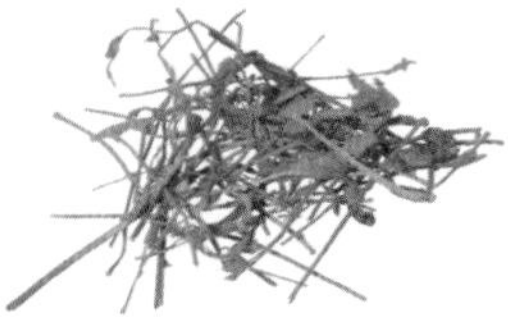

蒲公英

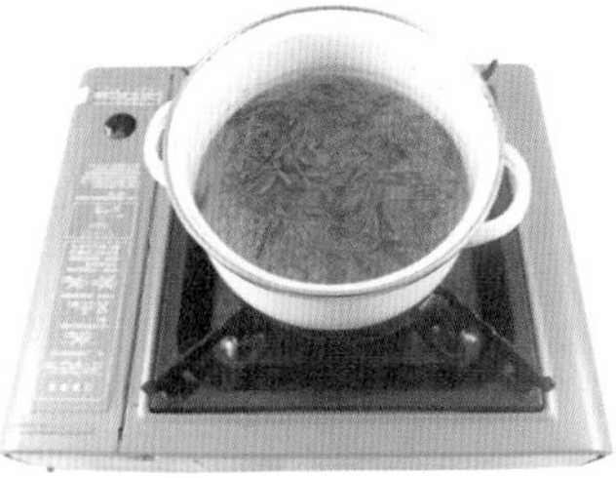

蒲公英、薏仁加水放入鍋中煮

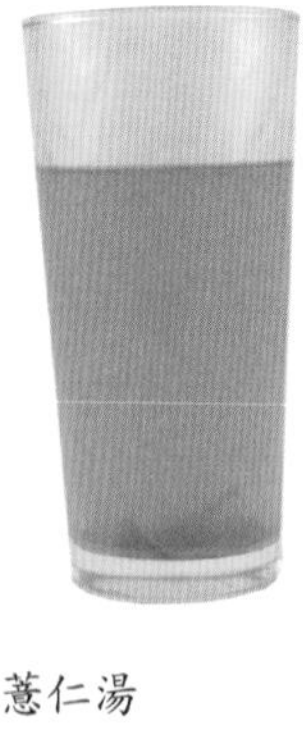

蒲公英薏仁湯

蒲公英屬菊科多年生草本植物，能藥食兼用。根據《本草綱目》的記載，蒲公英性平、味甘、微苦，有清熱解毒、消腫散結、利溼退黃疸、催乳的作用，能用來治療乳腺炎、皮膚炎、膽結石、風溼等症狀。

經過植物學家的研究後發現，蒲公英的功效與作用很多。蒲公英所含的成分有蛋白質、脂肪、碳水化合物、維生素、胡蘿蔔素、微量元素等多種健康營養的活性成分，這些都是人體所需要的，尤其蒲公英還含有很強生理活性的硒元素，所以其營養價值可說十分重要、豐富。

蒲公英又有尿床草之稱，顧名思義可以利尿，在加拿大已被正式註冊為能利尿、消水腫的草藥。做為利尿劑使用的蒲公英可以清血、清肝、增加膽汁量，降低血清膽固醇和尿酸，改善腎臟、胰臟、脾臟和胃部的功能，也能減輕更年期的症狀、貧血、乳房腫瘤、肝炎等，並預防乳癌和老人斑。

加上蒲公英含有豐富的胡蘿蔔素、維生素C和礦物質，能改善消化不良、便祕等效用，因此常被應用在臨床上。

備註

孕婦不宜飲用。

中醫師的小提醒

①蒲公英用量過大可致緩瀉。
②脾虛腹瀉或脾胃虛寒者不宜多食。

胡蘿蔔枸杞薏仁粥

材料

胡蘿蔔　半條
薏仁　　八十公克
枸杞　　三十顆

作法

1 將胡蘿蔔洗淨後切絲。
2 將薏仁洗好後用水泡約一～二小時。
3 將所有食材加水放入電鍋中熬煮。

功效

保健視力，減緩視力老化，維護眼睛健康。

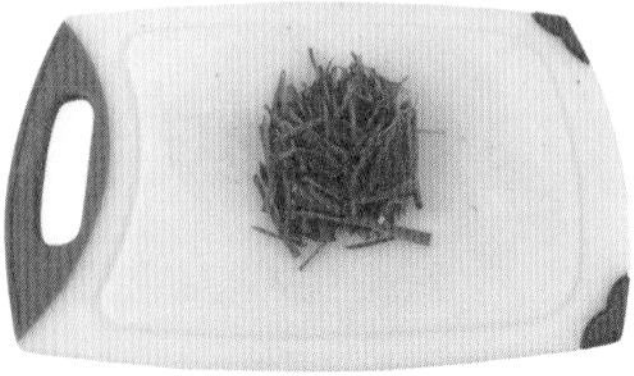

胡蘿蔔切絲

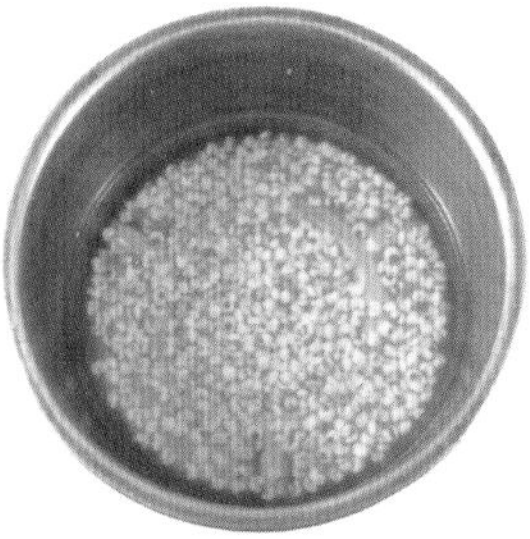

將薏仁泡水

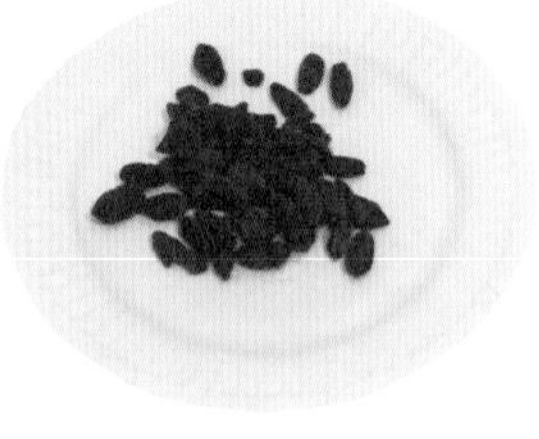

枸杞

胡蘿蔔所含有的營養成分有熱量、碳水化合物、糖、膳食纖維、脂肪、蛋白質、維生素A、胡蘿蔔素、葉黃素、玉米黃素、維生素B_1（硫胺）、維生素B_2（核黃素）、維生素B_3（菸鹼酸）、維生素B_5（泛酸）、維生素B_6（吡哆醇）、維生素B_9（葉酸）、維生素C、維生素E、鈣、鐵、鎂、錳、磷、鉀、鈉、鋅等。

其中最重要的就是胡蘿蔔素，它被食用經腸胃消化後會分解成維生素A，能治療夜盲症、保護呼吸道、促進兒童生長等。

總體來說，食用胡蘿蔔能有下列好處：

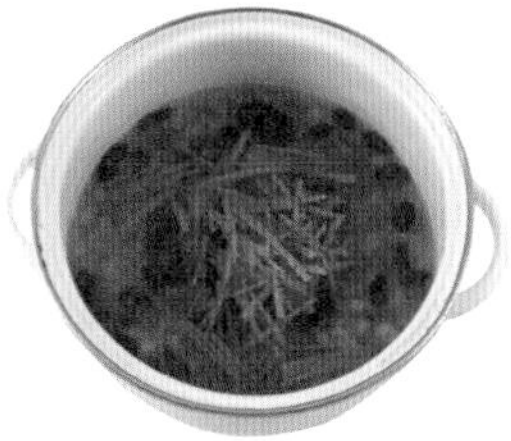

將薏仁、胡蘿蔔、枸杞加水放入鍋中煮

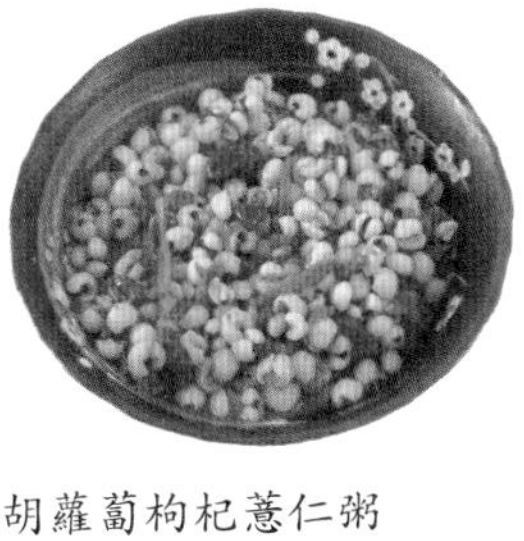

胡蘿蔔枸杞薏仁粥

一、保健眼睛。胡蘿蔔中含有大量的β-胡蘿蔔素，這些β-胡蘿蔔素被吃進人體後會轉換成維生素A，不僅能保護眼睛、預防夜盲症，也有助於生殖、成長發育和提升免疫力。

二、幫助消化。胡蘿蔔中含有膳食纖維，吸水性強，在腸道中容易膨脹起來，可以加強腸道的蠕動，進而幫助消化，讓排便順暢。

三、促進生長。前面有提過，β-胡蘿蔔素被吃進人體後會轉換成維生素A，而維生素A是骨骼正常生長發育的必需物質，能幫助細胞的增殖與生長，是生物體生長時不可或缺的重要元素，對促進兒童的生長發育有著極為重要的意義。

四、提高免疫功能。β-胡蘿蔔素轉換成維生素A後能有助於增強人體的免疫功能，在預防上皮細胞癌變的過程中能起到重要作用。而且胡蘿蔔中的木質素也能提高人體的免疫機制，間接消滅癌細胞。

五、降低血糖、血脂。胡蘿蔔中含有降糖物質，此外胡蘿蔔素中的槲皮素和山柰酚能增加冠狀動脈的血流量，降低血脂，促進腎上腺素的合成，能降壓、強心，所以既適合糖尿病患者也適合高血壓、冠心病患者服用。

六、改善血壓，預防心血管疾病。胡蘿蔔中含有植物性的化學物質配醣體，另外還有豐富的纖維質、β-胡蘿蔔素，加上含量多的鉀離子能讓血管擴張，所以能預防脂肪在血管中沉積，避免血管硬化，有助改善血壓、預防心血管疾病。

七、改善痛風。胡蘿蔔屬於一種鹼性的食物，含豐富的活性酶，生吃能促進嘌令*代謝。此外，胡蘿蔔中所含的大量鉀、磷、鈣、鐵等礦物質能有效提高血液質量，鹼化血液，而且有利尿、溶石的作用；加上鉀可以調節細胞內適宜的滲透壓和體液的酸鹼平衡，參與細胞內糖和蛋白質的代謝，進而調解痛風患者的血尿酸值，因而對痛風患者來說，是個非常健康、營養的食品。

八、防癌。β-胡蘿蔔素進入人體後會轉化為維生素A，有防癌、抗癌的功效，甚至也能阻止已轉化的癌細胞繼續發展，像是對胃癌、膀胱癌、結腸癌、乳腺癌等都有明顯的抑制作用。不只如此，木質素、葉酸、維生素C也有提高人體抗

*註：嘌令，又名普林，是新陳代謝過程中的一種代謝物，若身體無法將其進一步代謝掉並從腎臟經尿液排出，這些物質最終就會形成尿酸。

癌的免疫力和間接撲滅癌細胞的功能。正因為如此，所以胡蘿蔔又有「小人蔘」之稱。

紅棗薏仁湯

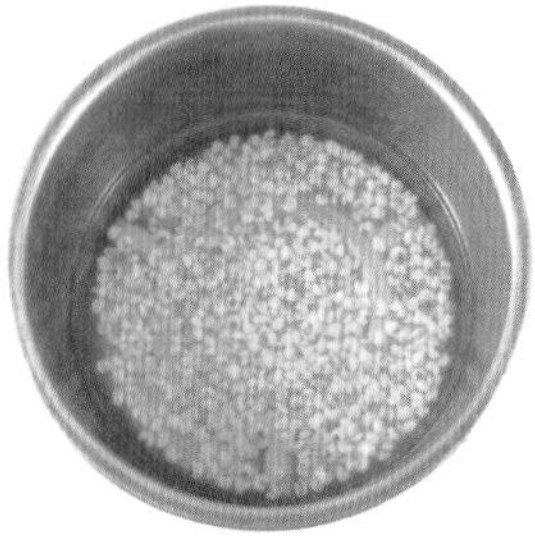
將薏仁泡水

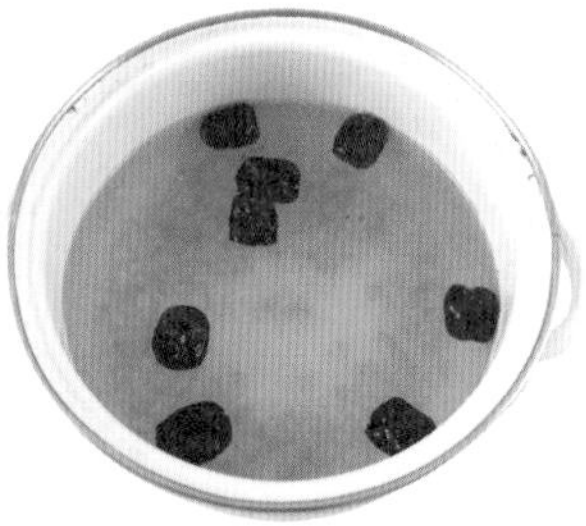
將紅棗、泡好的薏仁加水放入鍋中煮

材料

紅棗　五～十顆
薏仁　七十五公克
冰糖　適量

作法

1 洗淨紅棗與薏仁。
2 將薏仁洗好後用水泡約三～四小時。
3 將洗淨後的紅棗用刀劃幾道切口。
4 將泡好的薏仁跟紅棗一起加水放入電鍋中煮。煮熟後放入冰糖再悶煮一會兒即可。

功效

補氣血、養心神、健脾胃。

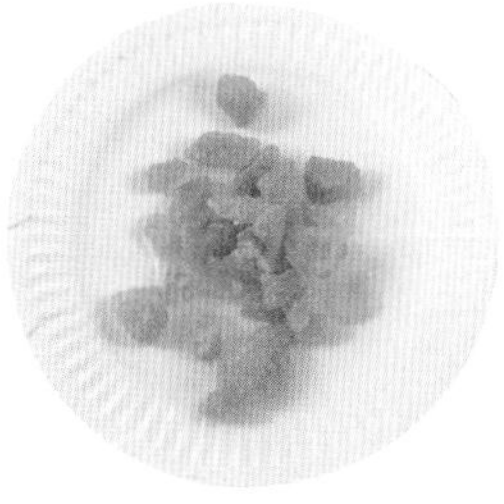
紅冰糖（也可用一般冰糖）

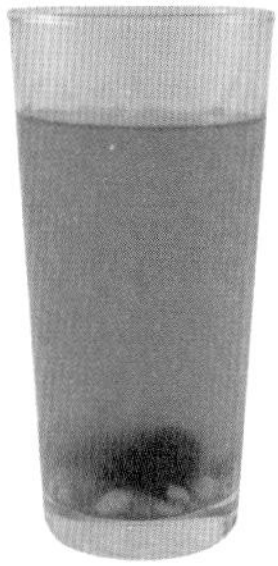
紅棗薏仁湯

紅棗，又名大棗，特點是維生素含量非常高，尤其是維生素C，高居所有水果之冠，有「天然維生素」的美稱。而且紅棗還含有蛋白質、脂肪、醣類、維生素B、食物纖維、有機酸（蘋果酸、酒石酸）、鈣、鐵等礦物質，營養素豐富，能滋陰補陽、補血，對女性來說是不可或缺的補血聖品；至於對男性而言，紅棗豐富的環腺苷酸，有擴張血管的功效，能改善勃起功能。

李時珍在《本草綱目》中說紅棗是味甘、性溫，能補中益氣，養血生津，常吃可以治療身體虛弱、脾胃不和、消化不良、貧血咳嗽等，因其營養價值很高，所以有句俗諺是：「每天三顆棗，百歲不顯老」。

紅棗當做中藥來使用時除了有養顏抗老、護肝、補氣養血、防止掉髮、強筋健骨等功效，也可當成水果洗淨後直接生吃，這種吃法的美容效果是最好的。

總的說來，紅棗的養生功效約有以下幾點：

一、保護肝臟、促進排毒。紅棗中含有糖類、脂肪、蛋白質，這些成分是能保護肝臟的營養劑，可以促進肝臟合成蛋白，增加血清蛋白含量，調整白蛋白與球蛋白的比例。同時紅棗也能提高體內單核吞噬細胞系統的吞噬功能，能保護肝臟，增強免疫力。

二、養顏美容。紅棗中的維生素B可以促進血液循環，使毛髮有光澤，撫平臉部皺紋，讓皮膚更健康美麗。若是生吃紅棗，則能攝取到紅棗中更多的維生素C。維生素C是一種很強的抗氧化物質，會參與體內的生理氧氣還原過程，防止黑色素沉積在體內，有效減少黑色素及斑點的產生，並改善毛細血管壁，讓肌膚變得潔白細緻。此外，紅棗中富含的鐵質能幫助造血功能，環腺苷酸則能調節人體的新陳代謝，迅速生成新細胞，加速清除老舊細胞，增強骨髓的造血功能，增加血液中紅血球的含量。所以常吃紅棗能修補皮下組織，增加皮膚彈性，讓皮膚變得潤澤光滑。

三、補氣血。經現代藥理研究後發現，紅棗能增強血中含氧量，滋養全身細胞，活絡氣血，既能補血安神，滋潤肌膚，也能增強人體免疫力，減緩貧血、煩燥不安等症狀。

四、防止落髮。紅棗能健脾養胃，脾好皮膚就好，皮膚好就能鞏固毛髮，防止頭髮脫落，並且有助於長出烏黑發亮的頭髮。

五、壯陽健骨。紅棗中的環腺苷酸有擴張血管的作用，除了能改善心肌的營養情況，也能改善腎臟的血量。在中醫裡頭認為，男性多吃紅棗將有助於強健筋骨，也有改善勃起功能的可能。

六、增強免疫力，抑制癌細胞。根據現代藥理研究發現，紅棗能促進生成白血球，降低血清膽固醇，提高血清白蛋白，增強免疫力。而且紅棗中也含有能抑制癌細胞，甚至能讓癌細胞朝正常細胞轉化的物質。

七、防治高血壓。紅棗中含有蘆丁，這種物質能軟化血管，進而降低血壓，可以有效防治高血壓。

檸檬薏仁水

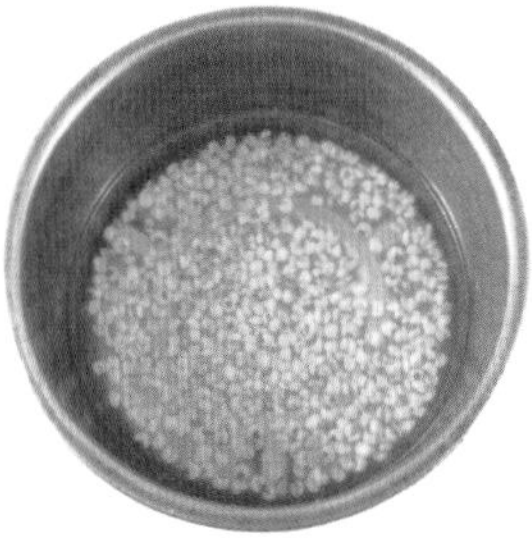

將薏仁泡水

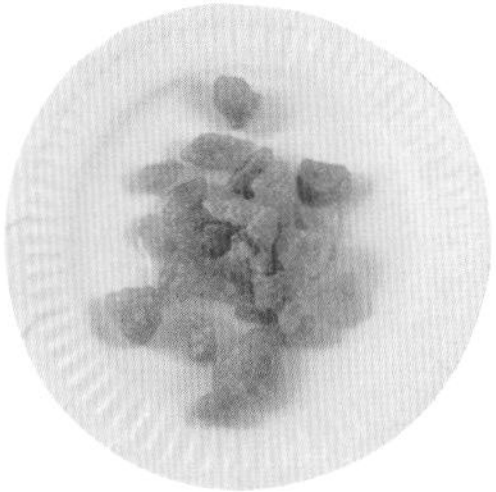

紅冰糖

材料

檸檬　半顆
薏仁　八十公克
冰糖　適量

作法

1 洗淨薏仁，並用水泡約三～四小時。
2 將泡好的薏仁加水放入電鍋中煮。
3 將檸檬切片備用。
4 等薏仁煮到軟爛後加入適量的冰糖。
5 等冰糖溶化，溫度稍微降低後，再加入檸檬片即可。

功效

1 排毒美白，瘦身減肥。
2 利水消腫，健脾祛溼。

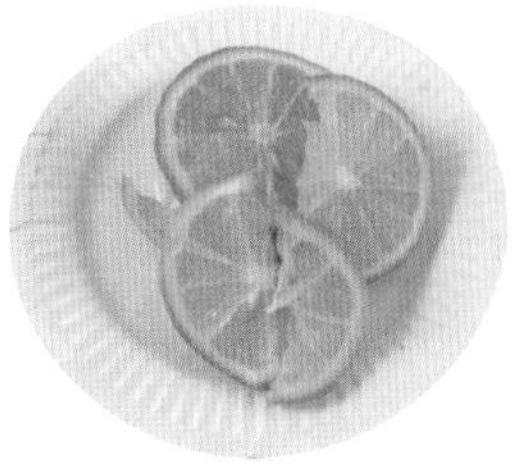

檸檬切片

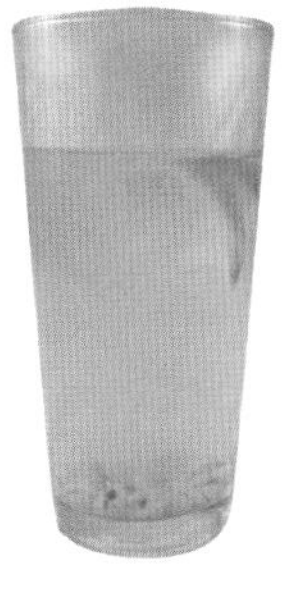

薏仁檸檬水

檸檬中含有豐富的檸檬酸，屬強鹼性食物，能幫助平衡身體的酸鹼值。檸檬所含的營養物質中，有百分之八十都是維生素C，所以有止咳化痰、強健脾胃、促進血液循環、幫助吸收鈣質、美容養顏、延緩老化、增強免疫力、消除疲勞、降低膽固醇等功效。

檸檬水的製作雖然簡單，效果卻很實用，可以起到排毒、清腸養生的目的。

除了美白，常喝檸檬水還能有以下幾種功效：

一、殺菌、幫助傷口癒合。檸檬中含有豐富的有機酸，有很強的殺菌作用，而且檸檬也含有多量的抗壞血酸，能幫助傷口快速癒合。

二、增強腦力。根據研究報告指出，攝取一定量的維生素C和E，能有助強化記憶力、活化腦力。血液的循環功能若退化，就會造成腦部血液循環受阻，妨礙腦細胞的正常工作，造成記憶力退化。而檸檬水中含有抗氧化功能的水溶性維生素，能有效改善血液循環不良的問題，所以天天吃檸檬能有助強化記憶力，提高思考反應的靈活度。

三、促進消化，幫助排便，瘦身減肥。檸檬能促進胃中蛋白分解酶的分泌，增加腸胃蠕動，而且豐富的維生素C也能幫助排便。此外，檸檬水也能讓人降低想吃東西的欲望，能有效抑制食慾。因此，喝檸檬水就能達到排便跟減肥的功效。

四、養顏美容。檸檬有糖類、鈣、磷、鐵、維生素B_1、維生素B_2、維生素C等營養成分，所以飲用檸檬汁能消除斑點、美白肌膚，還能預防色素沉澱、改善皺紋。

五、消除疲勞，提振精神。若身體或精神上出現較大壓力時，人體內會先消耗掉維生素C，而檸檬富含維生素C，所以吃檸檬能消除疲勞，提振精神。而且檸檬酸有抗腸炎菌、沙門氏菌、腸道出血性大腸菌等食物中毒菌的效果，所以能減少人體內疲勞物質乳酸的產生。

六、排除體內毒素。檸檬水所含的檸檬酸刺激酶能有效排除人體內的毒素，因此常吃檸檬能幫助淨化血液。加上檸檬也有利尿的效果，透過增加排尿速度、次數，就能更快釋放、排出毒素。

七、增強免疫功能。維生素C可以提升免疫系統的功能，而檸檬中就富含維生素C，那是一種柑橘類水果中所含有的抗壞血酸，被認為有抗發炎的效用。而且檸檬中也含有皂苷，這類物質能幫助人體抵抗細菌和預防感冒，也有提升免疫系統的功能。

八、防治心血管疾病。檸檬中的檸檬酸和鈣離子結合後會形成可溶性配位化合物，能緩解鈣離子促使血液凝固的作用，因而可預防和治療高血壓以及心肌梗塞。

九、防治腎結石。檸檬汁裡頭含有大量的檸檬酸鹽，其中的檸檬酸鉀鹽可以抑制鈣鹽結晶，進而防止形成腎結石，甚至溶解掉已經形成的結石。

十、改善骨質疏鬆。檸檬酸能整合鈣，大大提升人體對鈣的吸收率，增加人體骨骼密度，進而預防骨質疏鬆症。

備註

①檸檬一定要等薏仁煮好後最後加，不然喝起來會有苦味。
②檸檬水每天不宜喝超過一千毫升，否則腸胃容易感到不適。

中醫師的小提醒

①有胃、十二指腸潰瘍及胃酸過多者不宜多食。
②檸檬不宜與牛奶同時食用。

百合薏仁粥

材料

百合　十五公克
薏仁　五十公克
蜂蜜　適量

作法

1 洗淨薏仁，並用水泡約三～四小時。
2 洗淨百合，並用水泡約三～四小時。
3 將薏仁、百合加水放入鍋中煮。
4 等薏仁煮到軟爛後加入適量的蜂蜜調味即可。

功效

1 健脾養胃。
2 潤澤肌膚，美白淡斑。

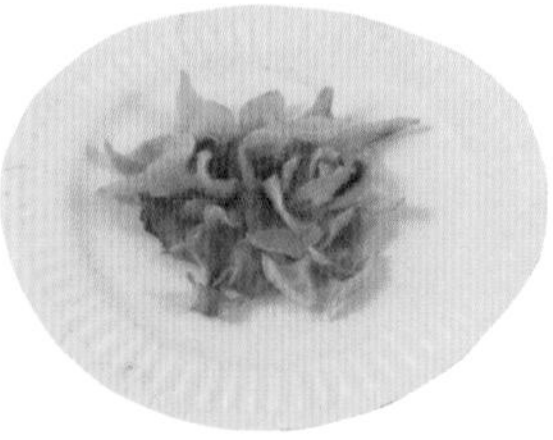

百合

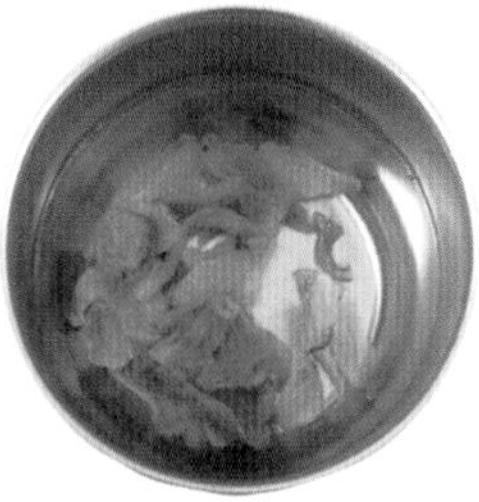

將百合泡水

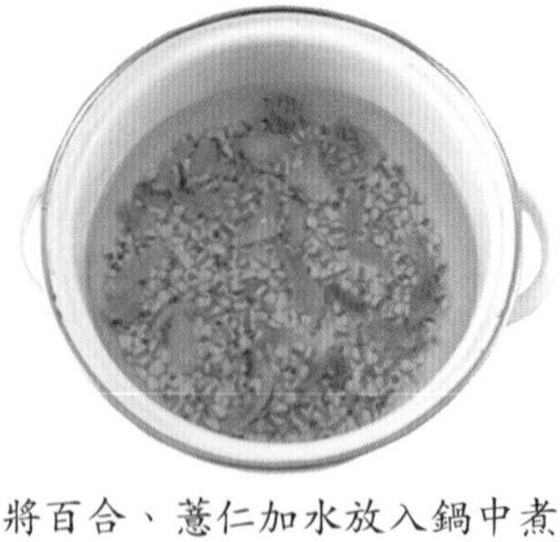

將百合、薏仁加水放入鍋中煮

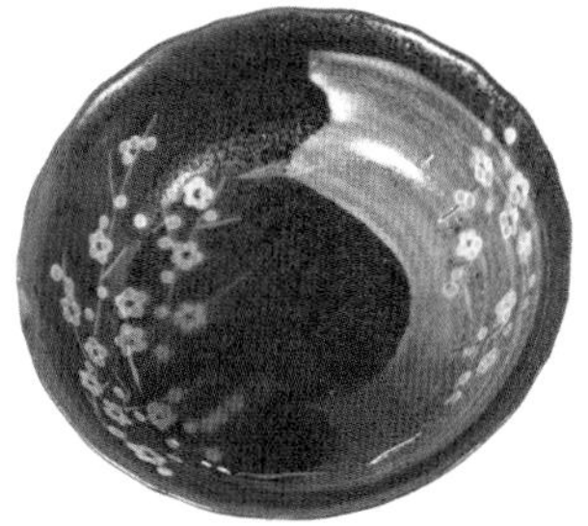
蜂蜜

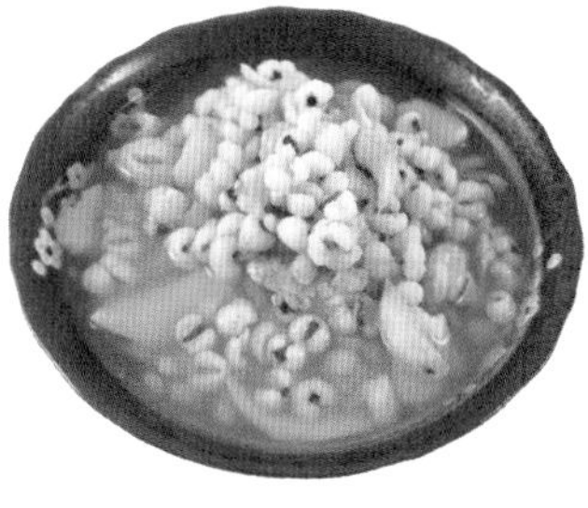
百合薏仁粥

百合是一種根莖類的植物，能夠止咳潤肺，清心安神。一般市面上有賣乾、溼兩種百合。

百合中的營養素有蛋白質、脂肪、還原糖、澱粉、磷、鈣、鐵、維生素B、維生素C等。這些成分對人體來說，不但極具營養滋補的功效，對於因秋季乾燥所引起的多種季節性疾病也有一定的防治作用。

中醫認為，百合性微寒，有清火、潤肺止咳、安神養心的功效，對病後虛弱的人來說很有助益。而且百合不只能入藥，也能入菜，是一種藥食兼可的花卉。

總的說來，服食白合的好處有：

一、潤肺止咳。新鮮的白合中含有黏液質，這類物質有潤燥清熱的作用，在中醫裡頭多用來治療肺燥或肺熱咳嗽等症。

二、寧心安神。百合性微寒，入心經，能用來治神思恍惚、失眠多夢、心情抑鬱。百合病主要就是用百合來醫治的。

三、美容養顏。新鮮百合富含黏液質及維生素，有益於皮膚細胞的新陳代謝，常吃百合能收到一定程度的美容作用。

四、防癌抗癌。百合中含有多種生物鹼，能預防白血球減少症，增加血細胞，治療因化療或放射線治療而產生的細胞減少症。同時百合還能促進和增強單核細胞系統和吞噬功能，提高人體的免疫力，因此對多種癌症都有較好的防治效果。

備註

①有便祕或懷孕的婦人不適宜食用。

②虛寒體質的人不要吃太多。

③乾百合在煮之前可先用水浸泡半天左右，泡軟後的百合會比較容易煮透，吃起來也比較沒有苦味。

中醫師的小提醒

受風寒外感咳嗽者不宜食用。

薏仁醋

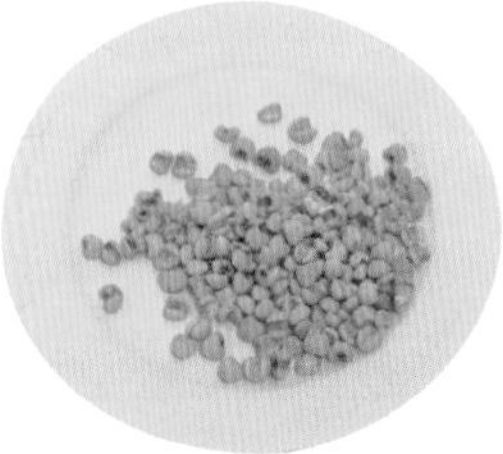

薏仁

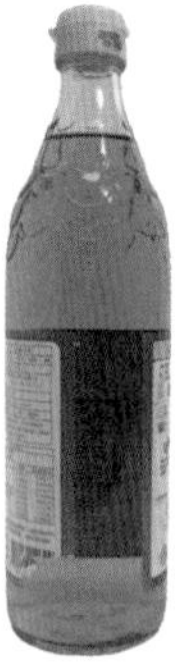

糯米醋

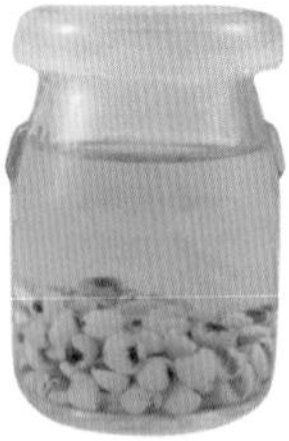

薏仁糯米醋

材料

薏仁　　三十公克
糯米醋　六十毫升

作法

1 洗淨薏仁後和醋一起浸泡在玻璃罐中加蓋密封。
2 約十天後即可飲用。

功效

1 降血脂，降血糖。
2 祛溼美白。

醋是一般家庭中常用的調味料，成分中含有百分之三～百分之五的醋酸，有些醋則還會含有少量的酒食酸以及檸檬酸等。理論上來說，幾乎所有含糖分的液體都可以發酵釀成醋。

《本草綱目》裡對於醋的記載是「味酸苦，性溫和，無毒」，有著「消腫塊、散水氣、殺邪毒」的功效，可以用來治療「腸胃消化不良、各種腫瘤癥塊、婦女生理病以及一切魚肉的菜毒」等。

吃醋的效用約可統整為以下幾種：

一、活化細胞、淨化血液。好醋中的「聚合胺基酸」可以增強紅血球的柔軟度和變形能力，使紅血球能順利通過狹小的微血管，將氧氣輸送到身體各處，達至活化細胞的效果。如果血液流通順暢，就能有效預防高血壓、心臟病以及腦中風，也能改善因血液循環不佳所引起的水腫和靜脈曲張。

二、減肥、消除疲勞，減輕肌肉痠痛。我們在吃了太多的肉類或劇烈運動後，很容易在體內堆積「乳酸」而不能分解，造成疲勞、倦怠感。乳酸會和體內的蛋白質結合而成「乳酸蛋白」，導致肩膀痠痛與腰痠背痛；乳酸蓄積在血管中時，則容易造成動脈硬化。而有機酸能減少乳酸的蓄積，也能促進體內的脂肪燃燒，分解體內澱粉及蛋白質，預防肥胖。

三、提高腸胃消化吸收的能力。未經完全吸收消化的食物若長時間停留在腸胃道中容易造成腐敗、發酵，這些物質若在體內惡性循環，將會加速器官及機能的老化。而醋可以提高腸胃道消化吸收食物的能力，其殺菌效果以及防腐的作用則能夠改善腸內環境、排除宿便，達到體內環保的功效。

四、提高對鈣質的吸收。醋能讓食物中的「鈣質」迅速釋出，醋酸很容易和鈣化合成醋酸鈣，醋酸鈣比較容易被人體吸收，所以能強健骨骼、安定神經、幫助睡眠。

五、強化肝臟功能。肝臟具有解毒的功能，但若飲酒過量，攝取過多脂肪、化學添加物都會給肝臟帶來負擔，造成傷害。醋中的有機酸可以幫助肝臟解毒、糖代謝以及促進膽汁正常分泌，減輕肝臟的負擔，讓肝臟更有活力。

六、抗氧化、減緩老化。氧氣雖是我們維持生命最重要的物質，但有時會產生反應過強的活性氧，活性氧若與細胞結合成「過氧化脂質」，就會破壞細胞、降低細胞的功能，但是醋中的胺基酸和有機酸能抑制「過氧化脂質」的形成，延緩老化。

七、預防肥胖。醋裡頭的有機酸能加速體內的能量代謝，幫助三酸甘油脂燃燒變成能量，有效抑制三酸甘油脂的形成，並加快新陳代謝，使身體成為不容易發胖的體質。

備註

①飲用時以三十毫升稀釋五倍後再喝。

②避免在空腹時喝醋，以免刺激分泌過多胃酸，傷害胃壁。

中醫師的小提醒

正服用抗生素或解表中藥治外感的人，不宜食醋。

薏仁陳皮粥

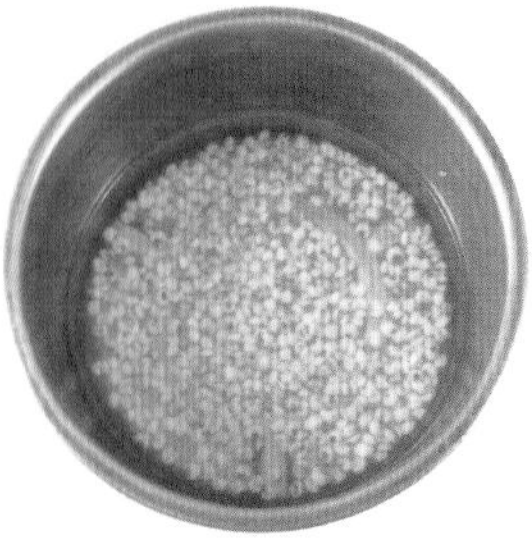

薏仁泡水

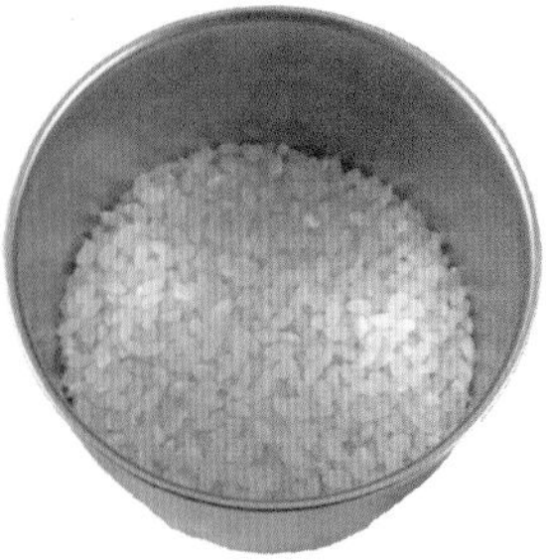

白米

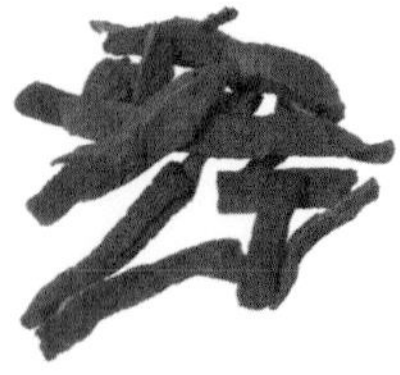

陳皮

材料

薏仁　五十公克
陳皮　十公克
白米　一百公克

作法

1 洗淨薏仁後泡水兩個小時。
2 將陳皮、白米洗淨。
3 將所有材料加水放入鍋中燉煮。

功效

1 護膚養顏。
2 袪除痰溼。

陳皮就是橘子皮，是用成熟橘子的果皮曬乾或烘乾所做成的。陳皮放愈久藥效愈好，所以稱之為「陳皮」。陳皮不僅是一味重要的中藥材，也能當作烹飪的佐料或是做成零食來吃（例如陳皮梅）。陳皮的苦味可以和其他味道互相調合，因此可用來改善烹調時的菜餚味道，既能去除魚肉的羶腥味，也能使菜餚特別可口，所以在煮湯時常會用來去除其中的腥味。

中醫認為，陳皮的味辛苦、性溫，有溫胃散寒、理氣健胃的功效，適合胃部脹滿、消化不良、食欲不振、咳嗽多痰的人食用。

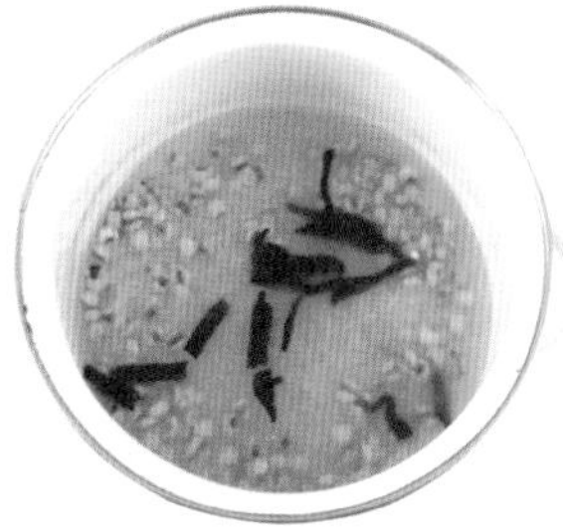

將白米、薏仁、陳皮加水放入鍋中煮

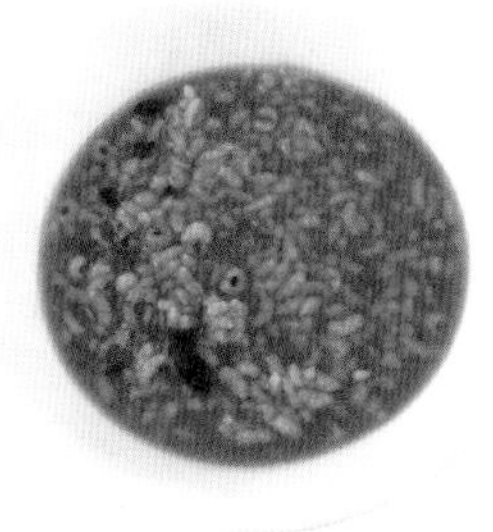

薏仁陳皮粥

經現代研究表明，陳皮中含有大量的揮發油（以檸檬烯為主）、橙皮苷、維生素B、維生素C等成分，其中所含的揮發油能溫和刺激胃腸道，促進消化液的分泌，排除腸道內積氣，增加食慾。常吃也能有效改善高血壓的問題。

陳皮之所以能有助於消化，是因為曬乾陳皮的苦味物質來源檸檬苦素易溶解於水，能有助於消化食物。

備註

①陳皮偏於溫燥，若有乾咳無痰、口乾舌燥等症狀的陰虛體質者不宜多吃。

②雖然陳皮是由新鮮橘皮製成，但新鮮的橘皮沒有陳皮那樣的藥用功效，而且新鮮橘皮的表面可能含有農藥或保鮮劑的汙染，這類化學藥劑都會傷害到人體的健康，因此不可以用新鮮的橘皮來代替陳皮。

中醫師的小提醒

氣虛及陰虛燥咳無痰者，不宜用陳皮。

薏仁玉米鬚茶

材料

玉米鬚　四十公克
薏仁　四十公克
甘草　四公克

作法

1 將所有材料洗淨。
2 將洗淨的材料加水放入鍋中燉煮。
3 煮好後過濾飲用即可。

功效

清熱利溼，促進尿酸排泄。

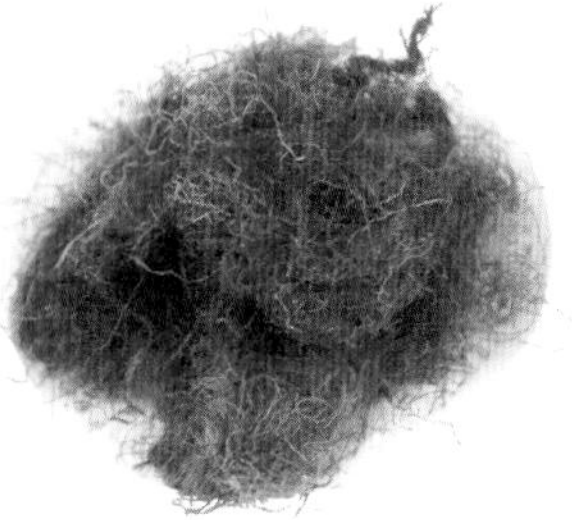

玉米鬚

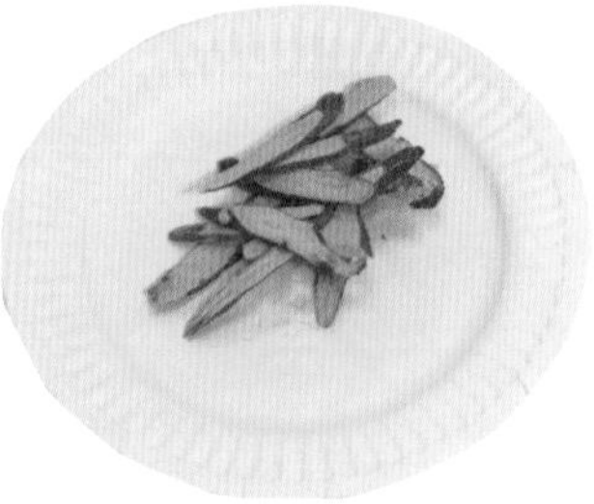

甘草

玉米在成長時都是靠玉米鬚來提供養分，所以玉米鬚中富含各種營養物質，而這些物質都能增強人體的新陳代謝、調整機能，而且能幫助肌膚變得細嫩光滑又緊緻，所以不僅是能用來滋補的中藥食材，也是一種保養聖品。

玉米鬚在中藥裡頭又有個名字叫「龍鬚」，它的味甘性平，有利尿消腫、瀉熱、平肝利膽、抗過敏的藥用功能，主要用來治水腫、急性膽囊炎、腎臟發炎、膽結石、糖尿病、鼻竇炎、乳腺炎和高血壓等。根據現代藥理研究顯示，玉米鬚中含有大量的硝酸鉀、維生素K、穀固醇、豆固醇和一種揮發性的生物鹼，有利尿、降壓、降血糖、止血

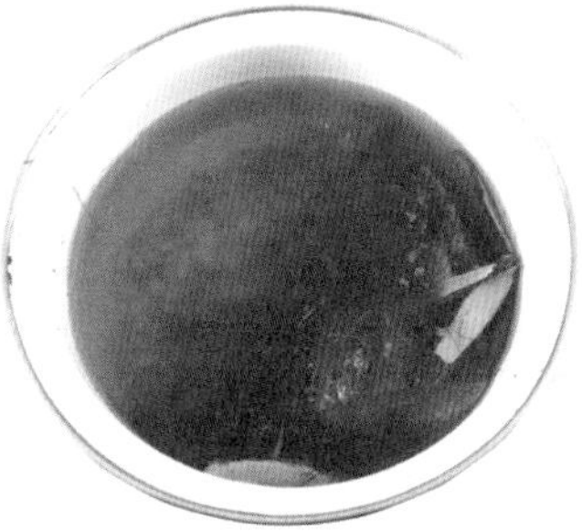

將玉米鬚、薏仁、甘草加水放入鍋中煮

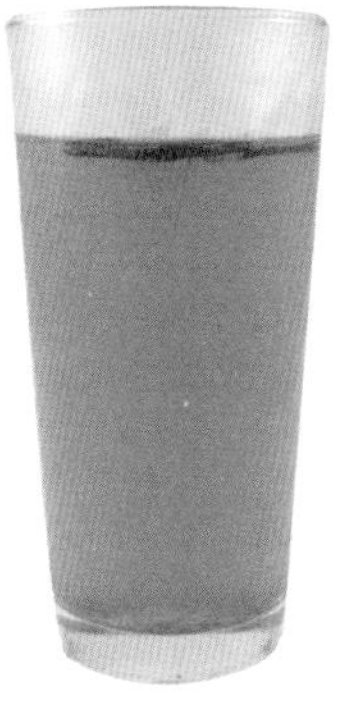

薏仁玉米鬚茶

等作用。

由於玉米鬚中含有充足的鎂跟鉀，能加強腸壁的蠕動，促進人體排出廢物，所以能利尿、祛溼，對各種原因引起的水腫都有一定的療效。

將玉米鬚煮成茶喝，可以降血脂、血壓、血糖，但作用不是太強，所以不能直接當做藥物來使用。

備註

有低血壓的人不適宜吃玉米鬚。

茯苓薏仁薑茶

材料

茯苓　　二十公克
薏仁　　二十公克
生薑（帶皮）　　三片

作法

1 將生薑洗淨後切片。
2 將茯苓與薏仁洗淨後泡水半小時。
3 將所有材料加水放入鍋中燉煮。

功效

利水祛溼，養顏美白。

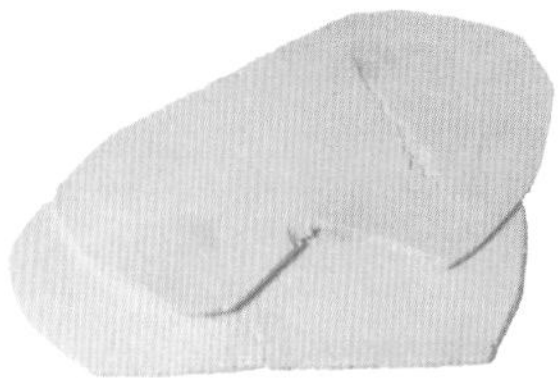

茯苓

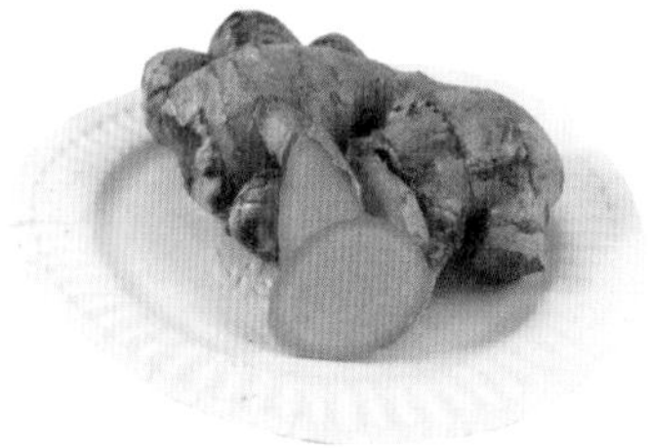

生薑切片

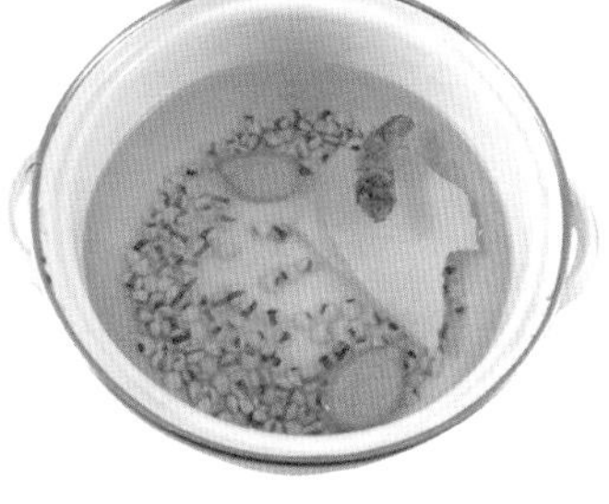

薏仁、茯苓、生薑加水放入鍋中煮

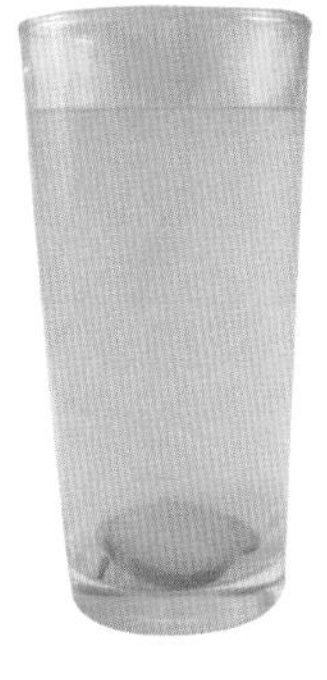

茯苓薏仁薑茶

茯苓的功效很廣泛，包括利水滲溼、利尿、改善記憶力、治療咳嗽、鎮靜、改善腹瀉、降血糖等，加上四季都可以使用，所以被譽為「四時神藥」。

在《神農本草經》中，茯苓被列為上品，有「久服，安魂養神，不飢延年」的功效。在東晉葛洪的《抱朴子》中則說：「久服茯苓祛斑痕，面生白玉光澤。」說明了茯苓能淡化斑點、美白肌膚、養顏美容。

現代的藥理研究證明，茯苓中富含茯苓多糖，能增強人體的免疫力、提高人體的抗病能力，有防治疾病、延緩衰老的作用。

茯苓的用法除了可以直接用來煮藥膳、磨成粉和泡成藥酒，也能做成點心食用。只是茯苓會利尿，所以若本身是經常跑廁所，小便較多的人，建議要少吃。汗多人的也要盡量避免食用，因為恐怕會損傷元氣。

薑有刺激性的香味，性味溫和，除了能入藥、做為調味品入菜，也能做成甜點食用。

薑的功效有很多，像是暖身、改善手腳冰冷、減緩生理痛、增進食慾、止咳化痰等。

中國很早就開始服用生薑來祛病保健。在《神農本草經》中對於薑的記載是：「乾薑，味辛溫，主胸滿，咳逆上氣，溫中止血、出汗、逐風；溫脾，腸辟下痢。」《本草綱目》中也說薑「辛而不勞，可蔬，可和，可果，可藥」。

生薑能使血管擴張，血液循環加快，所以吃了生薑後身體會有發熱的感覺，而且身上的毛孔也會張開，此時不但能帶走多餘的熱氣，也能一併帶出體內的病菌、寒氣。所以服用生薑能排出寒氣，消除因肌體寒重所造成的各種不適。

生薑中含有薑辣素和二苯基庚烷類化合物，這兩種物質都有很強的抗氧化和清除自由基的作用，因此常吃生薑能消除老人斑、抗衰老。

生薑性溫，其中所含的「薑辣素」會刺激胃腸黏膜，使腸胃道充血，增強消化能力，所以能有效治療吃了過多寒涼食物而引起的腹脹、腹痛、腹瀉、嘔吐等。而且吃生薑也可以開胃健脾，促進食慾，因為生薑能夠刺激唾液、胃液和消化液的分泌，增加腸胃的蠕動，所以能增進食慾。

此外，科學研究也發現，生薑能起到某些抗菌素的作用，尤其是對沙門氏菌擁有非常良好的效果。食品在高溫下容易受到細菌的汙染，而且細菌的生長繁殖快，將這些食物吃下肚，有可能會引起急性腸胃炎，此時可以吃些適量的生薑，就能起到防治的作用。

備註

體質容易上火的人可以不用加入生薑。

薑汁薏仁湯

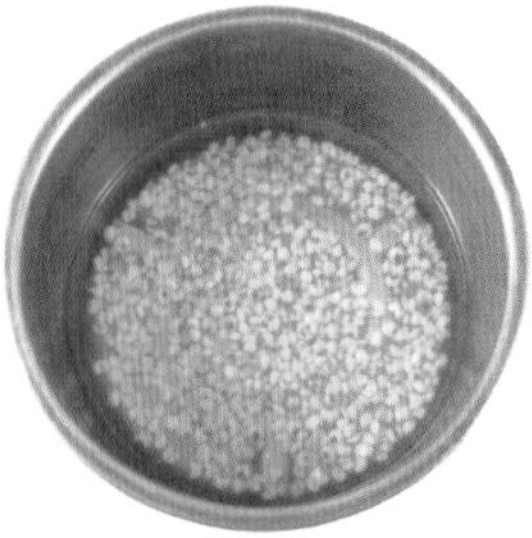
薏仁泡水

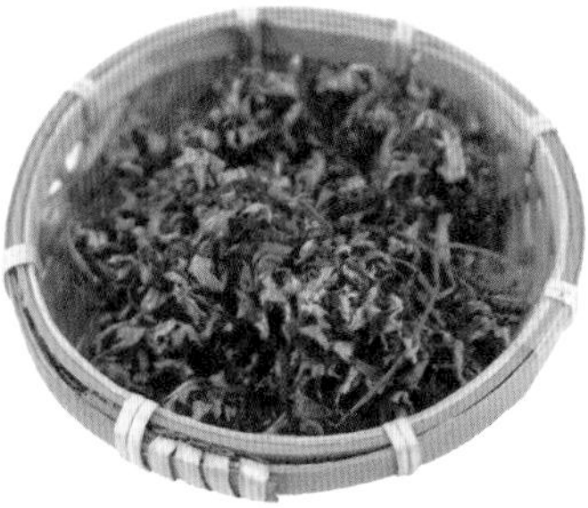
艾草

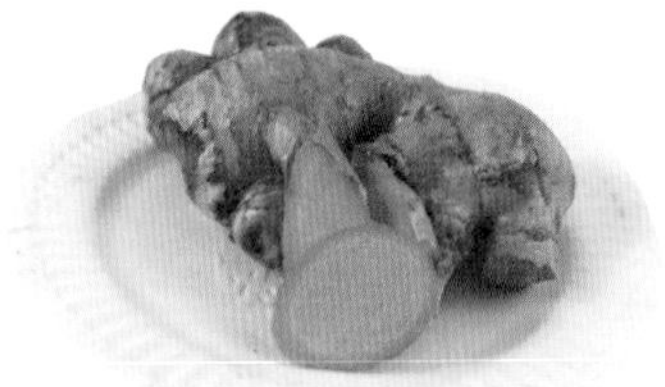
生薑切片

材料

艾草　十公克
薏仁　三十公克
生薑　三～五片

作法

1 將薏仁洗淨後泡水四小時。
2 將薏仁加水放入鍋中煮。
3 將生薑、艾草加少許水後放入另一鍋中煮。
4 等生薑、艾草鍋中水的顏色變深後，濾去薑和艾草，然後將湯汁加入薏仁湯中，繼續熬煮十五分鐘即可食用。

功效

1 祛溼潤膚消水腫。
2 溫經化瘀，緩解經期間的不適。

艾草是一種常見的植物，曬乾後點燃能夠驅蚊，端午節時人們也會在門口掛上艾草避邪。艾草同時也是一種常用的中藥，它的性味苦辛溫，既可以內服也可以外用，在草藥中有著舉足輕重的地位。

艾草做為藥物正式出現在典籍中最早見於梁朝陶弘景的《名醫別錄》，裡頭有全面描述到了艾草的藥性。書中的記載如下：「艾葉，味苦，微溫，無毒。主灸百病，可作煎，止下痢、吐血、下部䘌蟲瘡、婦人漏血，利陰氣，生肌肉，避風寒，使人有子……。」

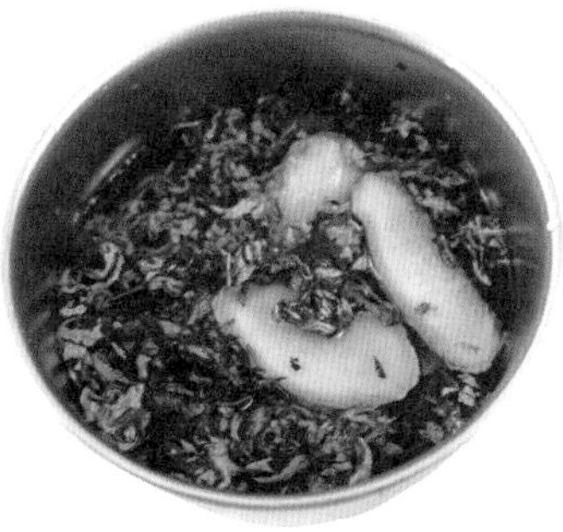

將艾草、薑片、薏仁加水放入鍋中煮

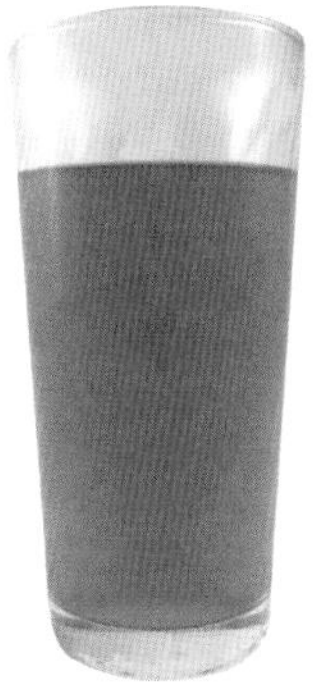

薑汁薏仁湯

在中國，艾草從古到今的用途都十分廣泛，特別是在醫療上。在《孟子・離婁上》有寫到：「七年之病，求三年之艾。」這就顯示出了，在當時，有些慢性疾病會利用艾草來做治療。

將艾草入藥內服，主要是取其溫經散寒，活血祛瘀的功效，可用來治療心腹胃痛、女性寒性的痛經、功能性子宮出血以及妊娠產後出血等，因此在中醫界，艾草又有「醫草」的美稱。

除了內服，艾草也常做為外用，用艾條作灸法治療就是中醫裡頭外治法的一個特色。在身上特定的穴位用艾葉施灸能有強壯身體和改善體質的作用，而且也可以用來治療多種皮膚病，例如用艾草煎湯外洗對濕疹、疥癬以及皮膚搔癢都能有改善的效用。

此外，經現代醫學的藥理研究證明，艾草是一種廣譜抗菌、抗病毒藥物，對許多病毒和細菌都有殺傷和抑制的作用，也能在一定程度上防治呼吸系統的疾病。

中醫師的小提醒

體質燥熱易上火者不宜食用。

第三章

食用薏仁養生治病的真實案例

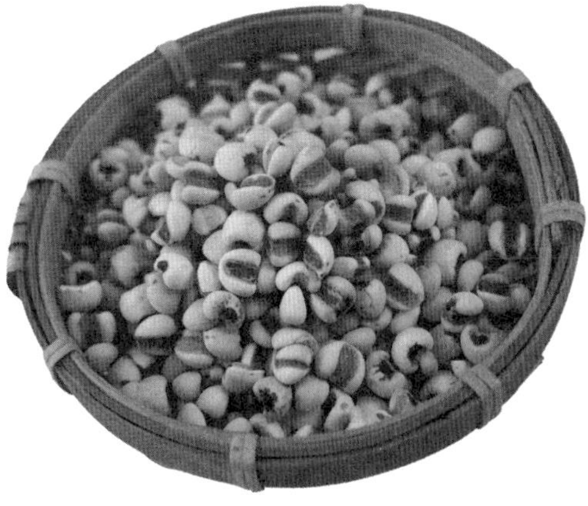

實例一　改善臉上粉刺、面皰

台北市・岑小姐・二十五歲

前陣子，公司裡頭的事比較忙，我常會加班到晚上九點多才能下班，回家後吃個飯、洗個澡，東摸摸西摸摸的，總是會拖到很晚才睡，然後第二天又一大早起床去上班。

可能是因為作息不太正常，加上工作繁忙勞累，我的臉上突然開始冒出不少痘痘。我去看了醫生，也有按醫生的指示吃藥、擦藥，但情況就是時好時壞的。雖然臉上的痘子並沒有到會讓我感到特別困擾的地步，可是對愛美又注重保養的我來說，還是希望盡可能可以消去這些痘子。

後來我想說這是不是跟自己的體質改變有關，於是就跑去看了中醫，也拿了中藥回來吃，可是我又擔心中藥裡頭含有重金屬的成分，所以也不敢常吃。

之後我聽同事們說薏仁可以治療痘痘，我心想，薏仁是種很天然的食物，除了性偏寒涼，並沒有毒性，於是就想試試看。

我們家平常早餐都會喝自己打的豆漿，但我在聽了同事的建議後，就買薏仁回家，每天早上換改打薏仁漿來喝。

做薏仁漿其實比豆漿方便許多，不用像豆漿那樣打完後還要濾渣煮熟，只要將薏仁打碎再加水煮滾就可以了。而且薏仁漿的濃度也比較稠，通常半杯的薏仁可以做成約三〇〇〇CC的薏仁漿，一次打完就可以讓我喝上一個禮拜左右。

我喝了約一個多月，臉上的痘痘就有慢慢開始變少了，三個多月後，我臉上的痘痘就全都消失了，半年後，不只痘痘的問題解決了，連我臉上的斑點都變淡，肌膚也變得很光滑細緻，朋友們見到我的改變都覺得很神奇，不相信我只有靠吃薏仁就能獲得這樣的成效，都紛紛逼問我到底用了哪些有效的保養品。

後來我在網路上查到，在日本，薏仁其實已經被認可為一種草藥，多被用來治療青春痘，對淡化曬斑、雀斑、老人斑也很有效。

因為薏仁中含有維生素B，可以增強皮膚表面的新陳代謝，加速生成新的皮膚細胞，所以有治療青春痘、斑點等的功能。只要將薏仁泡水飲用一到兩個月，對於皮膚上的斑點通常都能有所改善。

而且多吃薏仁可以抑制皮膚角質的增生。一般而言，若是角質增生就容易堵塞毛囊而形成我們所謂的粉刺，毛囊若阻塞就很容易引起發炎而形成痘痘。若多吃薏仁，就可以抑制皮膚角質增生，讓毛囊不容易阻塞，不會形成粉刺，痘痘自然也就會消失。

實例二　調整腸胃，改善消化

基隆市・朱小姐・三十八歲

我從高中時代起，排便就不是很順暢，平均兩天排便一次。這樣的情形當然並不算是嚴重的便祕，因為和我有同樣情況的人應該不算少。

不過，我不只是排便不順，排出來的糞便也很硬，像是肚子裡面堆積了一堆東西似的，讓我覺得很不舒服。

為了排便的問題，我去看過好幾次醫生。但每次醫生都只要我多喝一些養樂多、優酪乳之類的。可是這些東西都偏甜，我擔心要是喝太多會變胖，所以不太敢喝。此外，我也不喜歡依靠藥物，所以像是軟便劑等我都一概不想碰，只希望能夠藉由平常的飲食來調理身體、治好便祕的毛病。

我三十五歲那年，鄰居一位太太跟我說，只要常吃薏仁粥就可以改善惱人的便祕。雖然對方是這麼說的，但我並沒有抱很大的期望，畢竟這輕微的便祕困擾我也不是一、兩年的事，而是有十多年了。不過我同時也想著，十多年來都這樣了，就試試也無妨，反正薏仁只是一般食品，不是什麼有毒性的藥物，價格也很平易近人。於是我找個時間就到中藥房去買回了一大包的薏仁。

在熬煮薏仁粥的時候，我無意間發現熬薏仁粥時所產生的湯汁很像米漿，喝起來還挺好喝的，所以之後我在熬煮薏仁粥時，就會多加點水，除了吃薏仁粥，也會喝大約一〇〇CC的薏仁湯。

我開始吃薏仁粥跟喝薏仁湯後的第五天，排便就顯得順暢許多，量也比之前多，感覺像是把肚子裡所有積累的東西都排光光了似的，肚子不再會有鼓脹的感覺。之後，更遑論再出現什麼便祕的問題。

我習慣在每餐飯前喝薏仁湯，可能因為這樣，吃飯時我吃下的食物量因而減少，結果竟意外收到了減重的效果。自生產完後，我胖了有六、七公斤左右，雖然我一直試圖想減重，可是不論用什麼方法，成效都不是很好，始終無法恢復到懷孕前的體重。

可是，在喝了薏仁湯約半年後，我的體重就下降到懷孕前的四十八公斤了。

本來，我的先生始終只是在一旁看著我喝薏仁湯，但最近可能聽我說、也看到了我喝薏仁湯的好效果，所以就開始跟著我一起喝薏仁湯。

沒想到，薏仁湯的味道意外地合他的胃口，因為覺得好喝，他就持續每天喝。之後他跟我說，他覺得喝了薏仁湯後，身體似乎變得比較好了，不太容易感冒，臉上的肌膚也變光滑許多，再也沒長出面皰什麼的，讓他覺得自己好像變年輕許多。

由於薏仁中含有鈣質以及其他各種維生素類，對正在發育的孩子有很大的幫助，所以我也每天給我那六歲的兒子喝薏仁湯。不過，我並不是單只有給兒子喝薏仁湯，而是將薏仁湯加入牛奶中給他喝。開始喝薏仁牛奶後，我兒子的身體也變健康許多，以前他常動不動就拉肚子，但現在已經改善很多，只有偶爾才會腹瀉，而且消化能力也變強很多了。

實例三　血糖值恢復正常

基隆市・錢先生・四十三歲

我服務的公司每年都會舉辦勞工的身體健康檢查，約在八年前，我在接受健康檢查時被醫生宣告身體出現異常。

醫生說我的血糖值太高，一般正常的血糖值為一一〇以下，但我的卻高到了二八〇，尿液中已經出現糖分，造成所謂的尿糖，也就是說，我已經罹患了糖尿病。

我們家中並沒有糖尿病的家族病史，不論是我的父母還是兄弟姊妹，所有人的血糖值都很正常，因此可以推斷，我之所以會罹患糖尿病，應該不是因為遺傳所造成，而是日常生活習慣有問題。

自從被判定罹患了糖尿病後，我開始定期到醫院回診、拿藥服用，展開持續的抗病生活。年輕時候，我擔任的是外務的工作，經常會為了談生意的需要而和客戶們到酒廊等處喝酒、聚餐。

尤其是在三十歲以前，我的生活簡直可以用荒唐、糜爛來形容，因此我想，大蓋是因為不正常的生活過太久了，至今才要為此付出慘痛的代價，讓我賠上健康，備受病痛的折磨。

在我四十歲那年，我在工作時突然因為腦溢血而倒下，被送往醫院急救。所幸沒有什麼大礙，保住了一命，可是卻住院住了三個月之久，當時醫生給我的診斷是——因糖尿病所併發的腦溢血。

因為經歷過這樣的生死關頭，我開始認真檢討起自己過往的生活習慣，痛下決心改過，並認真遵照醫生的話保養、吃藥，同時也開始採行糖尿病的飲食療法。

可是，即便我都有按時服藥，也很認真地按照醫生的建議養生、飲食，我的血糖值始終不見起色。正當我有些心灰意冷時，正巧看到一本健康雜誌上有篇報導寫到，薏仁能有效預防、改善糖尿病。此前我也試過不少飲食療法，可惜一直沒什麼成效，我想，有可能是那些方法並不適合我，於是便抱著試試看的心態，開始吃起薏仁湯與薏仁粥，同時也將薏仁摻入白飯中燉煮。

當時，正好也有一位對中醫、草藥頗有研究的老先生告訴太太說，用薏仁釀酒喝對養生保健很有幫助，尤其能有效幫助糖尿病患者恢復體力。我聽完太太的轉述後很是心動，於是就去買了一些酵母菌跟薏仁回來，試著自己釀薏仁酒來喝。

不過，我主要還是吃薏仁湯跟薏仁粥，三餐吃的飯裡也會放薏仁，倒沒有天天都喝薏仁酒。

我通常是在每天的早、晚餐後喝上一杯約一五〇ＣＣ的薏仁湯，至於薏仁粥則是在中餐後吃上一小碗。

我太太在做薏仁湯時會先洗淨薏仁，然後泡在水裡一晚，隔天早上再用小火燉煮。泡薏仁的水量與薏仁的比例為十比一，燉煮時則是煮到水量剩下三分之一左右。

薏仁粥的做法和薏仁湯很像，都要將薏仁泡水一整晚，但水的分量不用那麼多，跟薏仁的比例為四比一，然後用小火煮到軟為止。吃的時間並沒有固定，只是我都習慣在中午午餐後吃一小碗。至於薏仁酒方面，我沒有天天喝，而是每個星期喝小半杯。

我以這樣的食療法來對治糖尿病兼養生長達三年之久，在這期間，我沒有再復發腦溢血，也能夠再度回到工作崗位上，讓我深深覺得自己的努力沒有白費。

只是，當時我雖順利回到了工作崗位，但對於自己的糖尿病能否控制得宜卻依然很擔心、存疑。直到有一天，我到醫院去量血糖時，醫生竟跟我說我的血糖值已經恢復正常了。我聽了簡直不敢相信，之後我多次前往醫院量血糖，結果都獲得了「血糖值正常」的好消息。幾次下來後，經醫生的診斷，決定讓我停藥。

為此，我開心得不得了。因為我知道糖尿病是種慢性病，無法治癒，唯一的方法只有好好控制住血糖。本來我以為自己這輩子時時刻刻都得與藥物為伍了，但如今我的血糖不但控制得宜，還獲得醫生的停藥處置，真是太令我高興了。

話雖如此，但我仍不敢掉以輕心，依舊用同樣的步調持續飲用薏仁湯、吃薏仁粥、喝薏仁酒。

不知道是不是因為我很努力在吃薏仁，迄今為止，我的血糖都沒再飆升過，我能夠感覺到自己的身體比以前更健康，做起事來也比以前更有活力了。

我深深覺得是薏仁救了我，此後我依舊會持續不斷地吃薏仁，以長久維護自己的健康。

要改善糖尿病，除了配合醫生的叮囑、按時服藥，平時還能採取食物療法、運動療法等來提高代謝，如此一來，就算無法讓病情大幅度好轉，至少也能讓它獲得控制。而喝薏仁湯、吃薏仁粥都可以大幅提高體內的代謝，所以對糖尿病真的很有幫助。

實例四　改善風溼疾病

高雄市・狄小姐・四十五歲

我在幾年前罹患了風溼病，當時我只覺得手腕有些腫痛，頸部有些僵硬，腳底也會感到疼痛。一開始我以為只是平常工作時姿勢不良所導致，而且因為不是很劇烈的疼痛，我就只去藥房買了藥布來貼，並沒有去醫院檢查。可是，時間久了之後，這樣的情形卻始終都沒有改善，我不禁擔起心來，便抽空去醫院接受檢查。

當時醫生說我的身體狀況並沒有異常，可能真的就是平時的姿勢不良，長時間坐著、低頭工作所導致。聽醫生這麼一說我就放心了，在工作時也會注意在經過一段時間後要起來活動一下筋骨。

然而一個月後的某天早晨，我的右膝蓋突然不能彎曲，左手也使不出力來。我嚇得趕緊衝去醫院接受檢查，結果卻被檢查出罹患了風溼症。

結束看診，從醫院回到家後，我馬上打電話給我姐姐跟她說我的情況。我姐姐以前也曾經罹患過風溼，後來好像是靠著吃薏仁粥的方法改善了病況，而且現在的她看起來也比以前更為健康。

我仔細地詢問姐姐薏仁粥的做法與吃法。平時，我除了會按時服用醫生開給我的藥物，也會很認真吃薏仁粥。我通常都會在三餐前吃上一小碗的薏仁粥。除了吃薏仁粥，當時我也會吃糙米飯和大量的蔬果，盡量減少吃肉，可以說是幾近吃素的狀態。

剛開始時，我沒有什麼食慾，吃的量都不多，每天主要就是吃薏仁粥跟蔬果。這樣的飲食生活持續了約一個半月後，我肩膀與頭部的疼痛都舒緩了不少。去醫院檢查後，雖然我的風溼症依舊，但本是偏高的血壓卻意外降低了，這點倒是令我始料未及。

我繼續吃薏仁粥兩個月後，我那本來不能彎曲的右腿也出現了改善，漸漸能彎曲了，只是我的左手仍舊不怎麼能使力，手指頭也無法運用自如。當時已近年關，所以我不禁有些擔心，若這樣的情況一直持續下去沒改善，我恐怕無法下廚做年菜或是準備祭拜用品事項。

但幸好，再過了一段時間後，我在書房處理一些雜事時，左手的指頭突然能動了，這讓我嚇了一大跳。於是，我開心的馬上打電話跟我姐姐說。

接著，半個月後，我肩膀的僵硬、疼痛也都消失了。此前，我不只常會覺得肩膀僵硬，每天早晨起床時也都會感到痠痛，可是現在這些現象都消失了。而且我本來晚上睡覺翻身時膝蓋都會感到疼痛，可是現在也都沒這情況了。

更甚的是，又一個月後，我全身的疼痛都消失得無影無蹤，整個人覺得好清爽。以往因為疼痛，我總會在睡前服用止痛藥，但現在，我可以完全擺脫止痛藥入眠，讓我感到很高興。之後，我也變得更有精神、更有活力，好多時候我都會忘記了自己其實患有風溼的毛病。

只是，有時從床上爬起來的時候，膝蓋仍會感到隱隱的疼痛，因此我都會跟自己說，要持續不斷吃薏仁，直到自己的風溼完全改善為止。

從開始吃薏仁後只過了半年左右，我就又可以做一般的家務事了，這一點固然值得人欣慰，但更令我開心的還是在晚上睡覺時，我不會再因為身體的疼痛而痛醒或是需要依靠止痛藥才能入睡了。

我很慶幸當時姐姐告訴我要吃薏仁這件事，如果我不知道吃薏仁可以改善風溼，不知道現在的我會過著怎麼樣的生活？在吃薏仁之前，我連筆都拿不穩，可是現在，那些曾經折磨我的痛楚卻像雲煙般飄散，所以之後我仍會繼續吃薏仁的。

實例五　克服風溼，改變體質

新北市．翁小姐．四十歲

約在四年多前，我開始感覺到自己的身體有些沉重，同時右手也腫脹了起來，並且會感到疼痛。我去附近的醫院檢查，得到的結果是「風溼症」。從此之後，我便定期會到醫院去報到複檢，並服用醫生開給我的藥物，可是，我的症狀卻始終不見好轉，甚至連左手都開始出現腫脹。

當時有位朋友看到我這樣的狀況，介紹我去看一位非常有名的中醫師，那位中醫師在幫我診療過後說我的風溼症相當嚴重，最好能住院接受治療。

我聽了中醫師的話，立刻安排住院治療。大約過了一個星期，我的疼痛稍微減輕了一些，於是我就出院回家休養，之後則是固定每星期都會回院做定期檢查，並且持續服用醫生開給我的藥。結果，不知道是不是因為那些藥物引起的副作用，我的胃異常疼痛，於是我又慌慌張張的跑去醫院掛急診。在那段時期中，我就這樣不斷的醫院家裡兩頭跑。

然後，我的膝蓋出現了積水，又腫又痛，活動起來也很困難。醫生幫我把膝蓋裡頭的積水抽掉後，雖然會暫時讓我感到舒服，可是很快又會再度積水。這樣的情況總是重複出現，讓我苦不堪言。不只如此，重複幾次抽水後，我的膝關節還變得完全不能彎曲，身體都變得硬梆梆的，無法自如地活動。就連晚上躺在床上睡覺時，膝蓋也是疼痛得厲害，讓我無法入睡。我就這樣被風溼折磨了好幾年。

後來，一位許久不見的老同事來找我，知道我深受風溼所苦後，她建議我可以吃吃看薏仁粥以及薏仁湯，或許對我能有所幫助。

老實說，在此之前，我對薏仁的了解並不多，頂多只知道它可以拿來與紅豆或是綠豆同煮成甜湯來喝。但老同事告訴我，薏仁既是一種穀類，也是一種中藥，有病的人吃它能幫助緩解疾病，無病的人吃了也能有助強身。

我心想，若真是如此，那就試試也無妨，反正情況應該也不會比現在更糟了，最多就是沒什麼起色而已。於是，我就依照老同事教我的方法，開始煮薏仁粥和薏仁湯吃。我每天都會帶兩杯薏仁湯去公司喝，早上十點時喝一杯，下午三點時再喝一杯。

下班回家後，我會先吃一小碗事先熬煮好的薏仁粥，然後才吃飯。晚間睡前又會再喝一杯薏仁湯。

我依著這樣的飲食法吃了一個多月的薏仁，漸漸地，膝蓋的積水就一點一滴消失了，只是，我膝蓋的疼痛卻仍舊持續著。

不久，我的膝蓋變得比較有力，疼痛也有所減緩，到了現在，就算走上一大段路，我的膝蓋也都不會感到疼痛。我做夢也沒想到，當初這麼困擾我、讓我痛苦的風溼症，竟能靠著薏仁就改善到這種程度。而今，雖然碰到要走比較長程的路途時，我的膝蓋仍會感受到些許不舒服，不過跟之前沒吃薏仁時相比，已經是天差地別，因而讓我非常高興。

我曾聽人說過，風溼症很難治癒，而且隨著時日拖長，手指、腳趾都會變形，可是我卻在吃了薏仁後，獲得這麼大的改善，甚至連體質也跟著改變了似的，我覺得自己的身體變得跟以前不太一樣，不再這麼怕冷了。

我聽說薏仁能夠淨化血液，活化全身的細胞，所以我想今後，不只是為了我的風溼，為了整體的健康，我會持續不斷地吃薏仁粥跟喝薏仁湯的。

實例六　溼疹好轉了

桃園市・朱先生・四十五歲

大約在五年前左右，我的背後突然冒出了一小片溼疹，當時因為面積不大，我沒有很積極去處理，想不到一年後，它的範圍竟開始逐漸擴大，甚至擴散到了全身。

我長溼疹的地方是背部，平時都會被衣服給覆蓋住，所以不太會被其他人給看到，可是若要去海水浴場或游泳池等地時，卻會給我帶來很大的不便。畢竟這也算是一種皮膚疾病，難免會引人側目。

不過，這還不算什麼，頂多不去這些地方就好，最令我受不了的，還是發起癢來時。特別是在洗澡時、環境變化比較大時，或者是身體感覺到比較溫暖的時候，癢起來更是一發不可收拾，真讓我頭痛得受不了。

為了治療身上的溼疹，我跑過很多家醫院，可是卻沒什麼改善。我最後去的一家皮膚科診所的醫師開給了我副腎皮脂荷爾蒙劑這種藥，我擦了這種藥約有兩年之久。

醫生跟我說，那是最有效的藥了，可是這種藥膏以也無法完全治癒我的病況，我的症狀總是時好時壞、反覆發作。

我曾問過醫生自己為什麼會長溼疹，醫生只跟我說，溼疹這種過敏性皮膚病可能跟遺傳有關（大部分的患者或家族成員中都有遺傳過敏的病例），也可能是免疫系統異常敏感，以致對周遭環境或食物中的某些物質過敏。而且一但環境變得溼熱、溫度出現變化或是患者有情緒上的壓力，都會使得溼疹的症狀變得更嚴重。

關於醫師提到的「對某些物質過敏」這點，我突然想到合成洗衣劑。我太太向來喜歡用加有螢光劑的合成洗衣精，可是有陣子，當她改用一般的肥皂粉洗衣時，我的溼疹就明顯出現大幅改善。然而之後，當她又用回原先的合成洗衣劑，我的溼疹就又再度惡化，我注意到，我太太使用那種洗衣劑和我溼疹再發的時間似乎有所重疊。

而且我身上長有溼疹的部位就只有與衣服相接觸的地方，所以我懷疑，造成我溼疹的最大元凶就是合成洗衣劑。可是因為不是非常確定是否就是那原因，於是我請太太別再用那種洗衣劑，同時仍持續溼疹的治療。

在太太停用合成洗衣劑的期間，我的溼疹是好了大半，但卻沒有到完全好的地步，直到有一天，我看到了新聞上中醫師用薏仁來治療溼疹的報導。

那篇報導中說，就中醫的角度而言，溼疹的病因主要跟「溼、風、熱」這三種病灶有關，由於先天跟後天的因素會交互影響，以致溼疹也會反覆發作。所謂的先天因素即指本身體質的虛弱，而後天因素則可能是因為喜歡吃冰涼、甜膩的食物導致脾胃損傷，使得體內水分代謝不佳而形成「內溼」體質，如若再加上天氣轉溼熱，就會刺激到皮膚，誘發溼疹。文中還說，想要對付溼疹，最重要的就是要調理脾胃，而薏仁湯就是個很好的補脾胃食品。因為薏仁湯有利溼排毒的功能，對皮膚很好，所以能夠應用來治療溼疹等皮膚疾病。

正巧，當時我妹妹與妹夫從美國回來，妹夫跟我說他以前也是靠著吃薏仁的方式治好了溼疹。聽完妹夫的敘述，我立刻躍躍欲試。

我主要是喝薏仁湯。每晚睡前，我都會先把薏仁洗好並泡水一個晚上，第二天一早起床，再加水進去，讓薏仁與水的比例為一比十，然後放到瓦斯爐上去煮，等到沸騰就改以小火繼續煮到水只剩原本的三分之一左右。

我每天三餐飯前都會先喝一杯薏仁湯。約喝了一個多星期，我身上紅色的溼疹顏色就變淡了些，又過了一個星期，溼疹的症狀就大幅改善了。本來我以為大概沒過多久就可以從溼疹的痛苦中獲得解脫，可想不到，就在某天，我以為已經好很多的溼疹竟又發作癢了起來。

我感到不解的打電話去問人在美國的妹婿，他要我不用緊張，說那只是薏仁對我的溼疹有反應的證明，之後情況就會漸漸穩定並轉往好的方向發展。雖然他是這麼跟我說的，但我仍舊感到很不安，想說自己該不會是吃薏仁吃到過敏了吧？

於是我抽空去看了一趟中醫，除了看身上的溼疹，也順便告訴醫生自己現在在吃薏仁食療的事。想不到醫生的回答竟與妹婿相同，而且還說這就是溼疹即將好轉的反應，也就是皮膚在排出毒素的前兆，要我不用過於驚慌。

聽了醫生的話後，我才總算徹底放下心中的大石頭，所以就持續喝著薏仁湯。

大約過了一個月，所謂的「好轉反應」停止了，我身上的症狀也漸漸出現改善，溼疹的顏色更是一直在消退。

一直到現在，我已經喝薏仁湯喝了三個多月，而我身上的溼疹不僅沒再癢過，也幾乎消退到完全沒有痕跡的程度。

我想，若要徹底治好溼疹，恐怕還需要一段時間，而且就算溼疹好了，吃薏仁也能有助健康。反正薏仁湯的做法很簡單也方便，所以日後，我應該都會繼續吃下去。

實例七　治好頑強的便祕

屏東市・蘇先生・四十歲

我的工作性質是坐辦公室的，有時候一忙起來常常一坐就是兩、三個小時，期間不僅沒起來活動上廁所，有時連水都會忘了喝，誇張的時候甚至是一整個早上都沒進半滴水。也許因為這個緣故，導致我出現了便祕的困擾。

起初我只覺得自己的排便量好像變少了，明明飲食量沒有改變，可是感覺上就是比以前少，而且也常常需要用很大力才上得出來。不過，雖然是這樣，但因為工作繁忙，而且至少每天都還有排便，所以我並沒有特別放在心上。

可是漸漸地，我的排便天數開始拉長，從兩天上一次、三天上一次，到後來是一個禮拜甚至一個禮拜以上才上一次，而且腹部也開始隱隱覺得有些脹痛、不舒服。

事情發展到這個地步，我也不禁擔心起來，於是便想藉由多吃點水果、多喝點水來改善。可是有的時候只要工作一忙我就又會忘記要補充水分，加上不知道是不是「冰凍三尺，非一日之寒」，時間久了，我的便祕症狀竟變得非常頑強而難以改善。束手無策的我只好去看醫生，並請醫生開一些瀉藥。

雖然瀉藥能暫時緩解我的便祕症狀，但說實在的，我真的不想依賴藥物，一來是擔心身體會失去該有的能力，二來則是擔心會有不好的副作用。因為當時我已經吃了快半年的瀉藥，身體上也的確出現了一些狀況——體重下降、身體跟精神的健康狀況也都逐漸變差。

一次，我跟妻子回娘家看望岳父母，岳父看到我氣色不好，又精神萎靡的模樣，便問我怎麼了。我老實跟岳父說了自己的情況，岳父建議我可以改去看中醫，試著從調整體質開始來改善我的便祕。

回家後，我立刻預約掛號，隔天一下班便去中醫診所報到。中醫生診斷完後建議我不要再繼續吃瀉藥，多吃些蔬果類、多運動、多喝水，另外還推薦我吃薏仁。

一開始我還有些存疑，不相信小小的薏仁就能治癒困擾我多時的便祕。不過，既然醫生都這麼說了，那麼就還是試試看吧。

當晚看完醫生，我順道去超市買了包薏仁回來。我將薏仁洗淨後泡水一個晚上，第二天再以一比十的比例（薏仁比水），用大火將薏仁煮熟，等整鍋薏仁都被煮到沸騰後再改為小火，持續熬煮到只剩下三分之一的水量。關火冷卻後，我就將薏仁湯與煮好的薏仁過濾分開。

我固定在每天的早、晚兩餐前以及睡前各喝一小碗的薏仁湯，中餐就吃薏仁。其實薏仁沒什麼味道，吃起來很淡，不太好入口，於是我便加入些鹽巴或蜂蜜，這樣吃起來就好吃多了。

我就這樣吃了薏仁一個星期，頑固的便祕竟真的獲得了大幅的改善，不但排出很多黑便，本會脹痛的腹部也變得舒適許多，整個人感到很是清爽。此後，我的排便情況愈發規律，終於恢復到每天都有排便了，而且是很正常的排便，不是像吃了瀉藥後拉肚子那樣。

我沒想到困擾我多年的便祕竟能如此快速獲得好轉，簡直像奇蹟般叫我不敢相信。

實例八　讓過高的血糖與三酸甘油脂都恢復正常

基隆市・白先生・四十五歲

我每天一早起來後做的第一件事就是先喝一杯薏仁湯。我通常會在前一天晚上就煮好湯，然後放進冰箱裡保存，要喝的時候再取出來加熱飲用。除了早上，每天的晚飯後、睡覺前我也都會喝上一杯。

我很喜歡喝薏仁湯，對我而言，每一天都是從薏仁湯開始，也是從薏仁湯結束。不過，我也並非天生就喜歡薏仁湯，真正開始喝薏仁湯其實是從兩年前開始的。

一直以來，我的身體都不曾出現過什麼異狀，而且生活作息也很正常，所以我始終相信自己是非常健康的。可是我在一年一度進行的健康檢查中，卻被醫生診斷說有血糖值過高、三酸甘油脂過高的問題，就連血壓也都偏高了些。

當然，我也知道自己近來是有胖了些，但沒想到竟會連著血糖、三酸甘油脂、血壓都一併高了起來，這一方面叫我有些擔心，另一方面也讓我感到不快。因為我一直認為自己還很年輕，可是這「三高」的出現，卻叫我不得不正視自己已然邁入中年的現實。

為了解決過高的血糖與三酸甘油脂，我苦心思索著該如何是好，這個時候，一位同事建議我可以試著吃吃看薏仁。

雖然同事跟我說了許多吃薏仁的好處，但當時我並沒有百分百相信。因為在我的觀念中，我始終覺得薏仁跟稻米很像，都是一種禾類植物，而且一般常見的也都是紅豆薏仁等甜品，所以我很難相信能把薏仁當成藥物來使用。

不過，我雖然沒有百分百相信，卻仍舊開始煮起薏仁湯飲用。起初我是早晚各喝二〇〇CC的薏仁湯，偶爾有空時才會熬一些薏仁粥來吃。我以這樣的方式吃了約一個月，再度去醫院抽血檢查血糖以及三酸甘油脂，結果沒想到兩者竟都恢復到了正常值。

從此以後，我就變成了薏仁的忠實擁護者。不過，除了天天吃薏仁，我也注意到飲食要均衡，還有要適度地運動。以往，我因為工作繁忙，總是很少運動。除了吃薏仁食補，再搭配上適度的運動，就能收到更好的效果。

實例九　增進食慾，改善健康

新竹市・何先生・三十歲

目前有很多人都在關心「減肥」「瘦身」這類議題。不論是報章雜誌、網路文章還是出版書籍，大多都是談論教人如何減重瘦身、怎麼吃才能瘦得漂亮，以及局部減重雕塑的運動方法等。

可是，這些對我來說沒什麼吸引力，無法引起我的興趣，相反地，我倒希望能有人教我該怎麼長肉增胖。

我的身高有一七〇，在還沒有喝薏仁湯以前，體重只有四十五~四十八公斤左右，全身一副皮包骨的模樣，而且胸前的肋骨還一根根地突起，活像一塊洗衣板，所以以前經常有人叫我「瘦皮猴」。

關於太瘦這一點一直很困擾我，我並沒有刻意節食以保持身材，或是因挑食而導致營養不均，只是就是吃不胖，又或者該說，我的食慾一向很差，每餐都只吃一點點，但我並不是不想吃，而是我總會覺得胃部很脹，像是吃了很多東西都還沒消化，結果就是吃得不多、吃不太下。

可是我的弟弟跟妹妹卻和我完全不一樣，兩個人的食慾不僅超級好，還吃到體重超重、過胖，所以他們會節制自己不吃過多的甜點和高熱量的食物，而且也固定會每天運動。

可能因為吃得好，又有定期運動，弟妹們的臉色都顯得很紅潤有光澤，相較之下，我則是皮膚蠟黃沒什麼血色，為此，父母還買了不少補品給我吃，可是似乎也沒什麼用。

我父親認為，我之所以如此瘦弱又食慾不振，應該是因為缺乏運動，因此有段時間他常會強迫我去運動，還買了輛健身腳踏車回來給我踩。可是沒想到，在運動後，我的食慾不但沒有增加，反而因疲累而更吃不下東西，結果體重又往下掉了兩、三公斤。

除了中醫的補藥，我還吃過不少食慾促進劑、營養劑一類，可是也一樣沒什麼用處，我仍然瘦得跟皮包骨一樣。

直到有一天，我和母親一起外出購物，母親和一位賣中藥的老伯聊了起來，正好聊到了我的食慾不振，結果賣中藥的老伯就推薦我多吃點薏仁以及多喝點薏仁湯。

剛聽到時我有些不可置信，因為這方法聽起來太簡單了，過往我吃了那麼多補藥、營養劑都沒用了，區區薏仁真能幫我解決這多年的困擾嗎？於是，我帶著半信半疑的心情向老伯買了一大包的薏仁回家。

老伯教我煮薏仁的方法很簡單：首先是將薏仁洗淨後再加入約十倍的水浸泡一夜。隔天，將這些薏仁連同泡的水一起放入鍋中以大火燉煮，等水開沸騰後，就轉為小火，繼續熬到湯汁只剩下三分之一。熬出來的薏仁和湯汁可在每餐飯後吃一小碗。吃的時候不要加任何調物料，但可以加入少許的食鹽。吃不完的薏仁與薏仁湯可以放入冰箱冷藏，等要吃時再拿出來加熱。千萬不要吃冷的薏仁與薏仁湯。

老伯還說，薏仁在健胃、開脾上都有很好的效用，可以增進食慾。將薏仁湯加熱過後，它的作用會變得比較緩和，不會有什麼刺激的副作用，即便是腸胃比較弱的人也能安心飲用。不過吃的量不宜多，一次一小碗就夠了。

我按照老伯教我的方法，每天喝三次的薏仁湯，一個多月以後，我的食慾就漸漸轉好了。從前食慾不振時，我不僅每餐吃得少，也吃得慢，可是喝了一個多月的薏仁湯後，我的食量明顯多了些，吃的速度也快了些。

以往，我喝鮮奶或奶製品時常會腹瀉，就連喝個養樂多都會覺得肚子怪怪的，所以即便喜歡，也不敢多吃。至於現在，雖然若一下喝太多鮮奶或奶製品仍會拉肚子，但若是少量少量的喝，就不致於會腹瀉了。

兩個多月後，我覺得食慾變好的自己好像有胖了些，穿褲子的時候不再那麼鬆垮垮的，皮帶也往後退了一格，站在體重計上一量，發現竟胖了有三公斤多。

看到自己稍微增胖了點的身形，我感到很開心，要是再這麼繼續服用薏仁湯下去，也許我就能擺脫掉「瘦皮猴」的綽號了。

我又繼續喝了半年的薏仁湯，臉上的氣色漸漸轉好了。一直到現在，我的體重不但增加到正常值（六十公斤），而且以前胃部常出現不舒服的現象也消失了。

實例十　改善高血糖，就靠薏仁這一味

嘉義市・陳先生・四十八歲

約莫在五年多前，我突然變得很容易感到疲累，即便只做一點小事，也會讓我感到異常疲倦。而且我也變得動不動就會感到口渴，排尿的次數與排尿量也都增加許多。對此，我感到有些不安，於是便前往醫院的泌尿科看診。經過檢查，醫生說我是罹患了前列腺肥大。回家後，我乖乖聽從醫生的吩咐，按時吃藥，可是我的症狀依舊，似乎一點改善都沒有。

後來我又換了一間醫院做檢查，經過詳細的檢查，終於查出了原因，原來我是罹患了糖尿病。

一般說來，正常空腹的血糖值應該是落在七〇～一一〇mg／dl之間，吃飽後兩小時內，血糖值會低於一四〇mg／dl，可是我卻高達了一五〇mg／dl。

醫生要我按時服藥、注意飲食並適度放鬆休息。可是當時我任職中階主管，責任繁重，工作也很忙碌，別說要適度放鬆休息了，有時一忙起來，甚至連飯都沒辦法好好

吃，忘了吃藥的情況更是屢見不鮮。

可是，我真的很擔心自己的高血糖，所以我還是儘可能規範自己的飲食，不吃油膩的食物，甜品也忌口，三餐以清淡的食物與蔬果為主。只是偶爾還是會遇到需要陪客戶應酬、喝酒的場合，這時我雖不排斥出席這類聚會，但也會盡量別喝太多。我雖盡力這麼做了，可血糖值依舊超出標準值沒下來過。

為了健康，約從兩年前起，我便下定決心要治好自己的糖尿病。我除了定期會去醫院看診、服藥，同時也積極翻閱坊間有關治療糖尿病的相關飲食書籍。此外，我還努力每天運動。當時我心想，要讓自己恢復健康，光靠吃藥、飲食控制恐怕還不夠，適度的運動才是最好的藥。於是我每天都會抽出時間來，在每早上班前去附近的河堤慢跑，通常我都會跑一個小時。傍晚下班後，則會跟妻子一起快走約四十分鐘。說實話，這樣下來真的很累，所以我早上上班時總提不起精神，常想打瞌睡。

那個時候，公司裡頭一位即將退休的前輩看到我這模樣，很關心地來詢問了我的狀況。他知道我正在與糖尿病奮戰，便告訴我吃薏仁能有助改善高血糖，要我不妨試試。

我向來對這位前輩的話言聽計從，雖然此前我並不常吃薏仁，也不清楚它有什麼樣的功效，但既然前輩這麼說了，就試試也無所謂，反正就算無效，薏仁也算是一般食物，不會對身體造成什麼負擔或傷害。

於是當天下班後，我就繞去超市買了一大包薏仁回家。

當晚，我將一小碗的薏仁洗淨後泡在約八、九倍的清水裡，隔天一早起來後就用這些薏仁連同泡的水一起熬薏仁湯。我先用中火煮沸後，再用小火慢慢熬，等鍋裡頭的水量剩下三分之一時，就把火關掉。

我通常是在早晚兩餐前連同薏仁跟湯汁一起吃一小碗。有時也會煮薏仁粥來吃。雖然薏仁的味道非常淡，但我卻很喜歡它的味道，所以在吃的時候並不會加任何調味料。

就在我持續吃了一個多月的薏仁粥、薏仁湯後，我發覺自己的身體似乎出現了些改變。首先，以前在運動後我都會覺得很累，但現在，我不僅沒這麼累，也不會才跑個幾步就氣喘如牛，汗也流得比以前多，當然，上班時也不會想打瞌睡了。連同事都覺得我的氣色看起來比以前好很多。

但最讓我高興的一件事還是我的高血糖終於降到了正常值，口渴的情況也改善許多。加上我在早晚兩餐前都會先喝一碗薏仁湯，食量自然會減少，因為這樣，我的體重、身體脂肪也跟著減少了。

我沒想到看起來不起眼的薏仁竟有這麼神奇的功效，不僅讓我恢復健康，也讓我成功瘦身減重，整個人看起來變結實、年輕不少呢！

附　錄

各式
薏仁產品

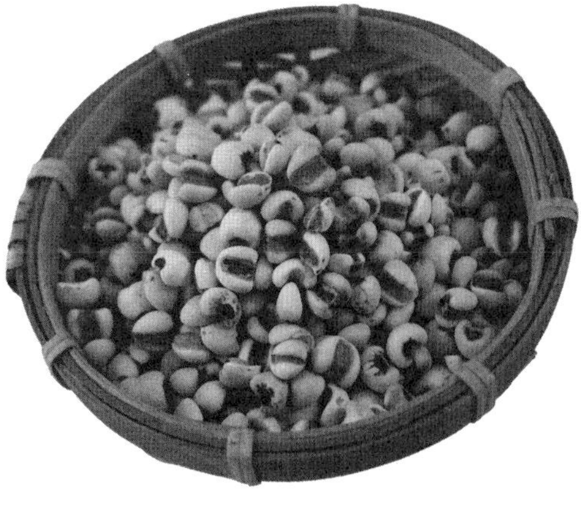

薏仁食品

雖說薏仁湯等茶飲做起來並不會很難，但平時大家要忙上班上課以及家務等，恐怕也不容易抽出時間來特別燉煮。不過，市面上不乏做好的成品，口味多樣且沖泡方便，不用另外耗時備料、等候，在要喝時直接沖泡即可，不用先煮好放著，既不必擔心過期腐壞，也不須擔心久放會造成營養的流失，對忙碌的現代人來說是個不錯的選擇。

以下我們將列出市面上各種薏仁食品的品項與成分，以供各位讀者選擇：

＋薏仁水

市面上所販售的薏仁水，約有以下幾種成分：

(A) 大顆白薏仁三十倍濃縮精萃。

(B) 水、菊苣纖維、薏仁、白木耳萃取液、香料、抗氧化劑（維生素C鈉）。

(C) 西印度櫻桃濃縮汁、薏仁萃取物、檸檬濃縮汁、珍珠粉、牛乳萃取（含賽洛美）、寒天粉、水、冰糖、柑橘果膠。

(D) 三〇：一的薏仁萃取物、Fibersol-2水溶性膳食纖維、珍珠粉。

(E) ＩＲ低溫烘焙薏仁、玉米來源可溶性纖維。

(F) 薏仁萃取、百合萃取、蓮子萃取、白木耳萃取、蒟蒻抽出物（含Ceramide日本專利賽絡美神經醯胺）、綜合維生素Ｂ群。（六合一薏仁水）

(G) 水、燕麥、薏仁（含薏仁酯）、大豆（非基因改造）、冰糖、乳化安定劑、膠原蛋白、真珠粉、香科。

(H) 薏仁山藥濃縮萃取粉、麥芽糊精、羧甲基纖維素。

(I) 薏仁豆、玉米穀粉（非基因改造）、大麥仁、植物油粉（葡萄糖漿、棕櫚油、羧甲基纖維素鈉、磷酸氫二鉀、脂肪酸山梨醇酐酯、脂肪酸甘油酯、香料）大麥仁、珍珠粉。

(J) 薏苡仁萃取液、乳糖。

市面上販售的薏仁水多種多樣，從單包粉狀的沖泡包到瓶裝現成的都有。保特瓶裝的雖然很方便攜帶又能立即飲用，但為了能維持較長的保存期限以及擁有豐富的口感，通常會加入較多的人工添加物。所以相對來說，還是直接選購單包粉狀的沖泡包回家自己泡比較健康。

＋紅豆薏仁

天氣冷時，喝上一杯熱呼呼的紅豆薏仁最是暖身，只是紅豆跟薏仁都不是好煮的食物，烹煮前一定要先泡水一段時間才比較容易煮軟，有時對忙碌的人來說並不是那麼省事。以下則是兩種市面上所販售的紅豆薏仁湯成分：

(A) 水、薏苡仁萃取液、赤小豆萃取液、甜杏仁萃取液、蜂蜜、冰糖。

(B) 燕麥片、糖、紅豆、紅糖（糖、糖蜜）、黑糯米、豆漿粉、菊糖、紅薏仁、米漿粉（糖、糯米、花生、糙米、芝麻）、關華豆膠、鹽、紅麴粉。

市售紅豆薏仁多是以現成罐裝的為主，只要開罐就能立即食用。這些現成的食品雖煮得軟爛、口感好，但為了能長久保存，其中一定會摻入不少人工添加物，而且糖分也大多偏高，若是為了美容、健康才吃的紅豆薏仁，恐怕市售的產品並不是那麼適合。

＋紫米紅豆薏仁

紫米紅豆薏仁的做法並不難，只要將三種材料（紫米、紅豆、薏仁）洗淨後泡水，再一併放入電鍋中蒸煮即可。只是，紅豆、薏仁本就不好煮爛，加上不好消化的紫米也需要久煮，對沒什麼時間的人來說，實在不是道方便製作的食品。但若實在想吃，市面上也販售有沖泡型的紫米紅豆薏仁粥可供選擇。

市售紫米紅豆薏仁粥的原料有：葡萄糖漿、植物油粉、乾酪素鈉、紅豆、薏仁粉、黑糯米、燕麥片、糙米、糖、鹽、可可粉、奶粉、關華豆膠、香料。

市售的紫米紅豆薏仁粥是以沖泡包的形式為主，就原料上來看多屬天然，雖然乾酪素鈉屬食品添加物，但是合法的，只要原料與製程沒有問題，對人體都不會有什麼不良的影響。紫米紅豆薏仁粥的做法並不費功，只是費時，若是對食品添加物有些抗拒的人，或許還是花點時間自己做，吃起來會比較健康、安心。

＋杏仁薏仁

一般我們在吃杏仁薏仁時多是喝其湯汁，不見得會連同薏仁、杏仁都一起吃，所以可以選用薏仁粉與杏仁粉沖熱水飲用即可。

市售杏仁薏仁成分的原料有：杏仁粉（帶皮）、豆奶粉、珍薏仁。

市售的杏仁意仁也都是粉狀包裝，只是裡頭不只有杏仁、薏仁，還多加了豆奶粉。由於原料都屬天然，若在薏仁、杏仁之外還想多增添點口感的，或可選用這類產品。

山藥薏仁漿

要做山藥薏仁漿，最麻煩的應該要屬山藥的部分，因為新鮮山藥處理有些麻煩，山藥皮很容易會引發皮膚過敏，在處理時最好使用削皮的方式，而且削完山藥皮的手要多洗幾遍，否則很容易會因手部的觸碰而導致發癢。怕麻煩的人，市面上也有多種山藥薏仁漿可供選擇。這些山藥薏仁漿有粉狀包裝，也有做好的現成品，直接開封就可以喝了。

市售山藥薏仁漿的幾種成分如下：

(A) 山藥、薏仁、黑糯米、糙米、白芝麻、燕麥、蕎麥、大麥、玉米、黃豆、綠豆、紅豆、蓮子茯苓、芡實、菊苣纖維、卵磷脂、乳酸鈣。

(B) 山藥、薏仁、黑糯米、糙米、燕麥、蕎麥、大麥、白芝麻、玉米、黃豆、綠豆、紅豆、蓮子、茯苓、芡實、糖、卵磷脂、碳酸鈣、啤酒酵母、紅麴。

(C) 山藥、薏仁、黑糯米、糙米、白芝麻、燕麥、蕎麥、大麥、玉米、黃豆、綠豆、紅豆、蓮子、茯苓、芡實、糖、卵磷脂、乳酸鈣、紅麴、啤酒酵母。

(D) 山藥（淮山）、薏仁、糙米、糖、燕麥、黃豆（非基因改造）、蓮藕粉、黑芝麻、小麥胚芽、蓮子、芡實、香草粉。

(E) 薏仁、山藥、蓮子、欠實、糙米、燕麥、黑芝麻、蓮藕。

(F) 薏仁、山藥、糙米、黃豆、大豆蛋白、小麥、砂糖。

(G) 薏仁豆、植物油粉（葡萄糖漿、棕櫚油、羧甲基纖維素鈉、磷酸氫二鉀、脂肪酸山梨醇酐酯、脂肪酸甘油酯、香料）、山藥、綜合穀類香料。

(H) 薏仁豆、砂糖、植物油粉（葡萄糖漿、棕櫚油、羧甲基纖維素鈉、磷酸氫二鉀、脂肪酸山梨醇酐酯、脂肪酸甘油酯、香料）玉米穀粉（非基因改造）、大麥仁、山藥、綜合穀類香料、增稠劑（玉米糖膠）。

從以上列舉可以看出，山藥薏仁漿的種類雖多，摻有食品添加物的也不少，若為了健康著想，還是選擇成分原料最為單純的最好。

＋燕麥薏仁

烹煮燕麥薏仁的方法很簡單，只要將燕麥與薏仁洗過、加水放入電鍋中煮熟即可。不過若是在辦公室等不方便煮食的地方想喝上一杯，市面上也有可供選購的相關產品。

市面上販售的燕麥薏仁有以下兩種成分：

(A) 細糖、燕麥片、麥芽糊精、奶精（氫化棕仁油、葡萄糖漿、牛奶蛋白、磷酸氫二鉀、多磷酸鈉、單及雙脂肪酸甘油脂、單及雙脂肪酸甘油脂、二乙醯酒石酸脂、二氧化矽、胡蘿蔔素）。

(B) 燕麥、薏仁、燕麥片、綠豆、麥片、糙米、奶精、糖、香草粉、OLIGO果寡糖。

細看其原料成分，其中不乏人工添加物，若非為了方便，還是自己煮會比較健康、天然。

紫米薏仁燕麥粥

紫米薏仁燕麥粥的做法和薏仁燕麥粥的做法相同，只是多了紫米這道食材。也因為多了紫米，準備的時間就會拉長，相對地就不是那麼方便、省時了。

市售紫米薏仁燕麥粥的原料有：奶精（葡糖糖漿、氫化棕櫚仁油、乾酪素鈉、碳酸鉀、脂肪酸甘油脂、矽鋁酸鈉）、燕麥粉、砂糖、薏仁粉、綜合穀粉（黑豆粉、綠豆粉、蓮子粉）、葡萄糖、黑芝麻粉、麥片、黑糯米粉（又稱紫糯米）、關華豆膠、可可粉、脾酒酵母、香料、精鹽。

紫米薏仁燕麥粥的材料其實只要三種就好，實在不需要其他額外過多的東西，所以若有時間，還是儘可能自己煮比較好。

薏仁胚芽芝麻糊

薏仁胚芽芝麻糊相對來說比較沒那麼容易製作，若是買現成的，可能會比較方便。

糖。

市售薏仁胚芽芝麻糊的原料成分有：紫米、山藥、薏仁、黑芝麻、小麥胚芽、果寡

市售薏仁胚芽芝麻糊的原料看來是較為單純些的，即便食用，也無須擔心會攝取到其他多餘的物質。

美容用品

薏仁除了可以入藥、當保健食品，也很常用來護膚。薏仁有美白的功效，不僅可以吃，用來外敷也很有效。希望肌膚能白潤水嫩又健康，最天然的方式就是將薏仁磨成粉後摻水敷臉，或是直將將薏仁打成漿來敷在臉上即可。但這樣的方法相較之下比較費力，而且薏仁的味道比較重，清洗時要仔細。若是平常較為忙碌，不太有時間，或者不是很喜歡薏仁漿黏手又味道重的人，市面上仍有各式薏仁相關美容護膚產品可供選擇。

✚薏仁面膜

要自制薏仁面膜其實並不難，只需將薏仁粉加水調成黏稠狀敷在臉上即可。若希望能獲得其他效果，則可加入其他配方，如蜂蜜、白芷粉、綠豆粉等。如此調製出來的薏仁面膜很天然，只是味道有些重，比較費時。

由於薏仁的美白功效向來為人所熟知，市面上也有許多主打以薏仁成分為主的面膜，其幾種不同的內容原料如下：

(A) 紅薏仁、白薏仁、有機魯冰花萃取液（羽扇豆）、維生素B_3、傳明酸、Clair Blanche-II 專利極緻美白複方、洋甘菊萃取液、天然海藻糖、愛爾蘭海藻萃取液、海洋膠原蛋白。

(B) 玻尿酸、蘆薈萃取液、甘草精、薏仁萃取液、小黃瓜萃取液、傳明酸、熊果素。

(C) 水解珍珠、玻尿酸、甘草、茯苓、桑樹、甘油、咯烷酮羧酸鈉、乙二氨四醋酸四鈉、苯甲酸甲脂（防腐劑）、對羥基苯甲酸丙酯（防腐劑）、香料、純水。

(D) 膠原蛋白、黃原膠、蘆薈、1-3丁二醇、綠茶、水田芥、乙二胺四乙酸二鈉。

(E) 純水、1-3丁二醇、甘油、薏仁、庫拉索蘆薈葉汁、小黃瓜、金縷梅、米糠、白芷、維他命C配糖體、菌類植物膠、卡波姆（乳化劑）、玻尿酸鈉、乙醇、甘草酸鉀、小麥胚芽油、苯甲酸甲酯（防腐劑）、香料。

(F) 蒸餾水、山梨糖醇、川穀籽油、甘草、德國洋甘菊、香料、綠豆、薏仁萃取精華液。

(G) 純水、甘油、1-3丁二醇、玻尿酸、羥乙基纖維素、薏仁、甘草酸鉀、白千層、金縷梅、抗凝血酸、香茅、維生素原B_5、乙二胺四乙酸二鈉、PEG-40氫化蓖麻油（界面劑、乳化劑）、苯甲酸甲酯（防腐劑）、甲基異噻唑啉酮（防腐劑）、香料。

(H) 1-3丁二醇、吉拉索蘆薈、海藻、尿囊素、海藻糖、龍膽草、水解川穀籽油、鳳梨酵素、甘草酸鉀、甘油、兒茶素、N-乙醯葡萄糖胺、磷脂質、白茶、金縷梅、核糖核酸、玻尿酸、黏多醣、水解酵母蛋白、甘草、卡波姆（乳化劑）、三乙醇胺。

(I) 純水、倒吊蓮、甘草、高山黃芩花/葉/莖萃取、歐前胡葉萃取、銀杏葉萃取、傘形花序蒿萃取、高山火絨草萃取、弗來歇氏柳葉菜萃取、金盞花萃取、母菊花萃取、茶葉萃取、銀耳、水解透明質酸、3-O-乙基抗壞血酸醚、維他命C磷酸鈉鹽、鞣花酸、半乳糖阿拉伯聚糖（表面活性劑）、水楊醯植物鞘氨醇、蓼藍葉／莖萃取、糙伏毛燕麥籽萃取、豌豆、藻膠、尿囊素、甘油、羥乙基纖維素、卡波姆（乳化劑）、黃原膠、PEG-7椰酸甘油（界面劑）、PEG-8異硬脂酸酯（乳化劑）、三乙醇胺、PEG-60氫化篦麻油（界面劑）、苯氧乙醇（防腐劑）、紅薏仁籽提取物。

(J) 大麥、綠茶、膠原蛋白、蘆薈、水田芥、黃原膠、1-3丁二醇、乙二胺四乙酸二鈉、二羥甲基二甲基乙內　脲（防腐劑）、苯氧乙醇（防腐劑）、苯甲酸甲酯（防腐劑）、水。

從上述幾種面膜成分可以看出，其中不乏添加有界面活性劑、乳化劑、防腐劑等人工添加物。雖然市售面膜方便、好用，可是對於有肌膚問題或是擔心引起過敏的人來說，多花些時間自己製作會較為安心。

＋薏仁化妝水

煮好的薏仁水除了可以拿來喝，也能拿來敷臉、洗臉。薏仁水的做法很簡單，只要將薏仁洗淨後加水煮即可。只是，自己煮的薏仁水不能久放，無法多煮，製作起來顯得麻煩了些。

市售幾款薏仁化妝水的原料成分如下：

(A) 純水、丁二醇、乙醇、薏仁、小黃瓜、金縷梅、玻尿酸鈉、七葉樹、失水山梨醇倍半油酸酯、維他命C磷酸鈉鹽、異構寡糖、PEG-40氫化篦麻油、維他命C磷酸鎂鹽、甘草胺鉀、苯氧乙醇、苯甲酸甲脂、乙酯、對羥基苯甲酸丙酯、丁酯、香料。

(B) 水、戊二醇、乙二胺四乙酸、甲基異噻唑啉酮（防腐劑）、香料、薏仁、甘草、玻尿酸、抗凝血酸。

(C) 薏仁、蘆薈、小黃瓜、西印度櫻桃、山毛櫸萃取液。

(D) 水、乙醇、甘油、乙二胺四醋酸二鈉、薏仁、PEG-60氫化篦麻油、對羥基苯甲酸丙酯（防腐劑）、苯氧乙醇（防腐劑）。

(E) 水、1-3 丁二醇、甘草酸鉀、薏仁、苯乙烯共聚物、雙丙甘醇、乙醇、檸檬酸、檸檬酸鈉、苯甲酸甲酯、對羥基苯甲酸酯。

雖只是簡單的薏仁化妝水，但為了能長久保存或是增添其他功效，所以在原料成分上就大有不同。有的成分簡單，有的則複雜繁多且摻有人工添加物。若實在抽不出時間自製薏仁化妝水，在選擇上還是以成分較為單純的為佳。

✚ 薏仁相關洗臉用品

一般若要用薏仁來洗臉，就是將薏仁粉調成泥狀塗抹在臉上，輕輕按摩後再將之洗去即可。可是若早上出門趕時間，或是不太喜歡薏仁味道的，這樣的做法就顯得不太方便。

市面上也不乏宣稱有以薏仁為主原料的洗臉用品，從洗臉乳到洗臉慕絲都有，其原料成分如下：

(A)月桂酸（乳化劑）、十四烷脂肪酸（香料、乳化劑）、硬脂酸（界面劑、乳化劑）、烷基磷酸酯類（界面劑）、三乙醇胺（酸鹼調節）。

(B)椰油醯羥乙磺酸鈉（界面劑）、氫化牛脂醯谷氨酸鈉（界面劑）、滑石粉、玉米澱粉、精油、薏仁。

(C)聚乙烯蠟、維他命C配糖體、香料、三乙醇胺、椰子油脂酸蔗糖酯（乳化劑）、橄欖油PEG-7酯類（乳化劑）、烷基葡萄糖苷（界面劑）、氫氧化鉀、聚氧乙烯硬脂酸脂（界面劑）、二乙醇二硬脂酸（乳化劑）、十四烷脂肪酸（乳化劑）、硬脂酸（界面劑、乳化劑）、玻尿酸、熊果素、乳酸、去離子水、維生素B、生育醇。

(D)水、月桂醇聚醚磺基琥珀酸酯二鈉（界面劑）、椰油基-葡糖苷酒石酸酯鈉（乳化劑）、薏仁、月桂醯肌氨酸鈉（界面劑）、洋甘菊、乳酸菌、PEG-7椰酸甘油（界面劑）、香料、苯甲醇（防腐劑）。

(E)水、椰油酸TEA鹽（界面劑、乳化劑）、椰油醯胺（界面劑）、棕櫚醇（界面劑）、乳化劑）、烷基甜菜鹼（界面劑）、薏仁、蘋果粹取物、乙二胺四醋酸二鈉、乙醇、椰油醯基甘氨酸鉀（界面劑）、聚季銨鹽-39、氯化鈉、苯氧乙醇（防腐劑）、對羥基苯甲酸酯（防腐劑）、苯甲酸甲酯（防腐劑）、香料。

(F) 純水、月桂醯基谷氨酸鈉（界面劑）、甘油、甘油硬脂酸酯（乳化劑）、PEG-100硬脂酸酯（界面劑）、月桂醯燕麥氨基酸鈉、PEG-160失水山梨醇三異硬脂酸酯、維他命C磷酸鈉鹽、乳酸鈉、聚季銨鹽-51、氯化鈉、米糠蠟、PEG-150二硬脂酸酯（界面劑、乳化劑）、尿囊素、四羥乙基乙二胺、苯氧乙醇（防腐劑）、碘代丙炔基氨基甲酸丁（防腐劑）、倒吊蓮、甘草、高山黃芩花/葉/莖萃取、歐前胡葉萃取、銀杏葉萃取、傘形花序蒿萃取、高山火絨草萃取、弗來歇氏柳葉菜萃取、金盞花萃取、德國洋甘菊、茶葉萃取、神經醯胺 3、3-O-乙基抗壞血酸醚、酵母、鹽酸硫胺素、鹽酸吡哆辛、氫化聚癸烯、鯨蠟硬脂醇辛酸酯、醋酸鹽維他命E、甲基異噻唑啉酮（防腐劑）、磷脂、水楊醯植物鞘氨醇。

相較之下，薏仁相關的洗臉產品原料成分就顯得複雜許多。洗臉可說是保養時最重要的一道步驟，只要好好做好洗臉，保養就可說是完成了大半。因此，在挑選洗臉用品時，一定要更為留心，避免選用成分過於複雜或是會讓自己過敏的產品。

＋薏仁面霜

要做面霜，其實並不那麼容易，所以一般來說還是用購買的會比較方便。

以下是幾種市售薏仁相關面霜的成分原料：

(A) 膠原蛋白、玻尿酸、白芷、白芨、木賊、薏仁萃取液。

(B) 水、甘油、棕櫚醇（界面劑）、香料、肉荳蔻酸異丙酯、山梨糖醇、硬脂酸（界面劑、乳化劑）、甘油硬脂酸酯（乳化劑）、角鯊烷、石蠟、鯨蠟醇聚醚-20（界面劑）、硬脂酸己六酯、矽靈、聚乙烯吡咯烷酮、尿囊素、鯨蠟硬脂醇硫酸酯鈉（界面劑）、焦糖、薏仁、苯氧乙醇（防腐劑）、月桂醇聚醚-9（乳化劑）、苯甲酸甲酯（防腐劑）、對羥基苯甲酸酯（防腐劑）。

(C) 水、1-3 丁二醇、1-3 丙二醇、銀耳萃取、倒吊蓮、甘草、高山黃芩花／葉／莖萃取、歐前胡葉萃取、銀杏、傘形花序蒿萃取、高山火絨草萃取、弗來歇氏柳葉菜萃取、金盞花萃取、甘草酸鉀、薏仁、3-O-乙基抗壞血酸醚、玻尿酸鈉、維他命C配糖體、乙醇、菌類植物膠、丙烯酸酯、薰衣草、尤加利、墨角蘭、快樂鼠尾草、迷迭香、苯氧乙醇（防腐劑）、碘代丙炔基氨基甲酸丁（防腐劑）。

大部分的面霜為了能長久保存，都會加入防腐劑，但對於有肌膚問題的人來說，這些物質有可能會使情況更加惡化。通常，愈是能方便、快速使用的保養品都或多或少會摻有對人體有害的人工添加物，如果肌膚比較敏感或已經出現狀況的人，建議還是選用原料成分較為單純的產品。

＋薏仁乳液

薏仁產品的乳液也跟面霜一樣，不太方便自行製作，至於市售產品的原料成分則有如下幾種：

(A)純水、卡波姆（乳化劑）、三異辛酸甘油酯、環戊矽氧烷、1-3丁二醇、紅花油、聚山梨醇酯60（界面劑、乳化劑）、玻尿酸鈉、麥芽糖醇、小黃瓜、硬脂酸（界面劑、乳化劑）、脂肪酸、PEG-100硬脂酸酯（界面劑）、甘油硬脂酸酯、棕櫚酸、矽靈、苯甲酸甲酯（防腐劑）、薏仁、醋酸鹽維他命E、三乙醇胺、甘草、白蘞根萃取、茶葉萃取、芍藥花萃取、北美金縷梅萃取、歐洲七葉樹萃取、對羥基苯甲酸酯（防腐劑）、甜沒藥、甲基異噻唑啉酮（防腐劑）、維他命C配糖體、黃原膠、香料、玫瑰草。

(B)純水、薏苡、倒吊蓮、光果甘草根萃取、高山黃芩花/葉/莖萃取、歐前胡葉萃取、銀杏葉萃取、傘形花序蒿萃取、高山火絨草萃取、弗來歇氏柳葉菜萃取、金盞花萃取、母菊花萃取、茶葉萃取、玻尿酸、3-O-乙基抗壞血酸醚、葡萄葉萃取、卵磷脂（乳化劑）、深海兩節薺籽油、白芒花籽油、肌酸、半乳糖阿拉伯聚糖、絲胺酸、異構寡糖、水楊醯植物鞘氨醇、丙二醇、甘油醇26、碳酸二辛酯、矽靈、鯨蠟醇磷酸酯DEA鹽（界面劑）、聚二乙醇橄欖油酯（乳化劑）、棕櫚醇（界面劑、柔潤劑）、乙醇、硬脂醇聚醚-21（界面劑、乳化劑）、黃原膠、苯氧乙醇（防腐劑）、碘代丙炔基氨基甲酸丁。

(C)

水、黃原膠、甘油醇26、碳酸二辛酯、薏仁萃取物、棕櫚醇（界面劑）、硬脂醇聚醚-21（界面劑、乳化劑）、聚乙二醇-4、玻尿酸、銀耳、卵磷脂（乳化劑）、葡萄、落地生根葉萃取、海甘藍、肌酸、半乳糖阿拉伯聚糖、3-O-乙基抗壞血酸醚、苯氧乙醇（防腐劑）、鯨蠟醇磷酸酯DEA鹽（界面劑）、絲胺酸、異構寡糖、乙醇、碘代丙炔基氨基甲酸丁（防腐劑）、金盞花、德國洋甘菊、銀杏、茶葉萃取物、甘草、高山火絨草、歐前胡葉萃取、弗來歇氏柳葉菜萃取、水楊醯植物鞘氨醇、橄欖油酸酯、聚二甲基硅氧烷、白池花籽油、露珠草萃取物。

(D)

苯甲醇（防腐劑）、甲基異噻唑啉酮（防腐劑）、鯨蠟硬脂醇辛酸酯、乳油木果脂、異壬酸異壬酯、戊二醇、丙二醇、月桂醯基谷氨酸鈉（界面劑）、卡波姆（乳化劑）、甘油、水。

(E) 棕櫚醇（界面劑）、脂肪醇、1-十八烷醇（界面劑）、硬脂酸（界面劑、乳化劑）、蜂蠟、傅明酸、薏仁、卡波姆（乳化劑）、雙丙甘醇、乙二氨四醋酸四鈉、茵陳蒿花萃取、玻尿酸、棗、洋甘菊、黃芩、甜沒藥、雙甘油、維生素A、維生素D、維生素E、精胺酸、香料、水、碘代丙炔基氨基甲酸丁（防腐劑）。

上述幾種乳液都摻有防腐劑以及其他多種化學物質。如果擔心肌膚問題，可以在使用前先在手腕上做測試，或是至皮膚科診所做「貼膚試驗」，以確定其中沒有會使自己過敏的過敏原。

附錄　各式薏仁產品

國家圖書館出版品預行編目(CIP)資料

薏仁這樣吃,美白除溼、消脂瘦身、抗癌保健
/ 吳倨作. -- 初版. -- 新北市 : 世茂, 2016.03
面 ; 公分. -- (生活健康 ; B406)

ISBN 978-986-92507-4-0(平裝)

1.食療 2.薏仁 3.食譜

418.91 105000288

生活健康B406

薏仁這樣吃，美白除溼、消脂瘦身、抗癌保健

作　　者 / 吳　倨
審　　訂 / 王玫君
封面設計 / 季曉彤（小痕跡設計）
主　　編 / 陳文君
責任編輯 / 楊鈺儀
出 版 者 / 世茂出版有限公司
地　　址 / (231)新北市新店區民生路19號5樓
電　　話 / (02)2218-3277
傳　　真 / (02)2218-3239（訂書專線）
(02)2218-7539
劃撥帳號 / 19911841
戶　　名 / 世茂出版有限公司
單次郵購總金額未滿500元（含），請加50元掛號費
世茂網站 / www.coolbooks.com.tw
排版製版 / 辰皓國際出版製作有限公司
印　　刷 / 祥新印刷股份有限公司
初版一刷 / 2016年3月

I S B N / 978-986-92507-4-0
定　　價 / 300元

合法授權・翻印必究
Printed in Taiwan